岭南中医药特色系列教材

岭南中医骨伤科学

主 审 樊粤光

主 编 何 伟 黄 枫

副主编 梁 德 郑晓辉 曾意荣

编 委（按姓氏笔画排序）

王海彬 冯文俊 向孝兵 江晓兵 李 杰 李主江 吴 峰

何 伟 陈镇秋 林梓凌 郑晓辉 赵京涛 姜自伟 姚珍松

袁 凯 晋大祥 黄 枫 梁 德 董 航 喻永新 曾意荣

人民卫生出版社

·北京·

图书在版编目（CIP）数据

岭南中医骨伤科学 / 何伟，黄枫主编 . —北京：
人民卫生出版社，2021.3
ISBN 978-7-117-31310-0

Ⅰ.①岭… Ⅱ.①何…②黄… Ⅲ.①中医伤科学 —
教材 Ⅳ.①R274

中国版本图书馆 CIP 数据核字（2021）第 037460 号

人卫智网	www.ipmph.com	医学教育、学术、考试、健康， 购书智慧智能综合服务平台
人卫官网	www.pmph.com	人卫官方资讯发布平台

岭南中医骨伤科学
Lingnan Zhongyi Gushangkexue

主　　编：何 伟 黄 枫
出版发行：人民卫生出版社（中继线 010-59780011）
地　　址：北京市朝阳区潘家园南里 19 号
邮　　编：100021
E - mail：pmph @ pmph.com
购书热线：010-59787592　010-59787584　010-65264830
印　　刷：三河市潮河印业有限公司
经　　销：新华书店
开　　本：787×1092　1/16　印张：10
字　　数：243 千字
版　　次：2021 年 3 月第 1 版
印　　次：2021 年 3 月第 1 次印刷
标准书号：ISBN 978-7-117-31310-0
定　　价：45.00 元

打击盗版举报电话：010-59787491　E-mail：WQ @ pmph.com
质量问题联系电话：010-59787234　E-mail：zhiliang @ pmph.com

岭南中医药特色系列教材
编委会

3

邓　序

　　近日欣闻广州中医药大学第一附属医院组织编撰的"岭南中医药特色系列教材"即将出版，此乃传承岭南医学之重要举措。忆往昔，岭南名医何梦瑶曾以自己的论著《医碥》第五卷"四诊"作为教材，给乡邑医者讲课。20世纪80年代初，我与徐复霖教授点注《医碥》，于1982年经上海科学技术出版社出版；其后，第二次点校《医碥》，并于1995年由人民卫生出版社出版。考何氏《医碥》之书名，"碥"字有两层含义，碥当作砭，意在针砭当时滥用附、桂之时弊；碥亦作碥石，甘为人梯之意。《医碥》之于岭南医学，可谓泽被后代，功在桑梓。

　　1988年9月，中华全国中医学会广东分会及中华医学会广东分会医史学会在广州共同召开首届"岭南医学研讨会"，会议委托我作总结，曾谈及研究岭南医学的意义。自1977年美国的恩格尔教授提出医学模式理论以来，现代医学正在由"生物医学模式"向"生物-心理-社会"医学模式转变。中医学一开始就重视心理、环境因素，如果将《内经》时代的医学用医学模式来概括的话，就应当是"生物-心理-社会-自然"的医学模式。《内经》提出的"天人相应"观，钱学森概括为"人天观"。我认为"人天观"这个医学模式更先进、更科学。因为人有能动性，会适应自然、征服自然。医学研究不能脱离地理环境、社会环境、个人体质，应该因时、因地、因人制宜地去研究疾病和治疗疾病。

　　我国幅员辽阔，由于地理环境的差异和历史上开发的先后，各个地区的情况千差万别，医学发展也表现出明显的不平衡性，其中岭南医学就具有地方与时代的特色。五岭横亘于湘赣与粤桂之间，形成了一个不同于中原的地理环境，不仅风土人情、习俗气候不同，人的体质疾病、饮食用药习惯亦不尽相同。岭南医学是在这样一种特殊的地理气候环境下，把中医学的普遍原则与岭南地区医疗实践相结合，经过漫长的历史岁月逐渐形成起来的地域性医学。岭南医学重视南方炎热多湿，地处卑下，植物繁茂，瘴疠虫蛇侵袭等环境因素，着眼于南方多发、特有疾病的防治，勇于吸取民间经验和医学新知，充分利用本地药材资源，逐渐形成了以岭南地区常见多发病种为主要研究对象的岭南医学。它既有传统医药学的共性，又有其地方医疗保健药物方式的特性。正是通过对这些特殊性的研究，反过来也有助于认识整个中国医学发展的全过程。那种认为地方医学研究成果只适用于局部，其实是一种误解。所以深入研究岭南医学不是"搞地方主义"，而是继承和发扬祖国医学文化遗产的重要先行性基础工作。这是我当时在会上的讲话，后由学生整理成文以"岭南"为题公开发表。

记得当时参与"岭南医学研讨会"的代表仅 30 余人，时过境迁，今日研讨岭南医学已蔚然成风。中华文化起源于黄河，发展于长江，振兴于珠江。2006 年，广东省委、省政府就先后出台了多个促进广东中医药发展的重要文件，并提出要将广东从"中医药大省"建设成为"中医药强省"，通过近十年的建设，已取得了显著成效。

我曾经说过：21 世纪是中医药腾飞的世纪！大力扶持中医药事业的发展，被纳入了国家的"十三五"发展规划。2015 年，中国中医科学院从事中药研究的科学家屠呦呦获得诺贝尔生理学或医学奖，是中医药科学领域诞生的第一位获得诺贝尔生理学或医学奖的华人科学家！ 2016 年，第一部《中华人民共和国中医药法》获得立法……种种迹象显示，中医药事业的发展逐渐走上正轨，对此我感到很欣慰！

中医药事业的发展势必促进流派医学的发展。"岭南派"一词，《辞海》指现代画派之一，而不及其他行业。我认为，对岭南民众健康贡献最大，流传至今仍然充满活力的是岭南医派，或称之为岭南医学流派，即岭南名医群体。岭南之名始于唐贞观时十道之一，地处五岭之南，又名岭表、岭外，有其地域特色。岭南医学具有明显的地域性特点，临床遣方用药受到当地的气候特点、道地药材、饮食喜好、起居习惯、人文风俗等因素影响。从源流及发展历程来看，岭南医学渊源于中原医学；萌芽于晋唐，以《肘后备急方》为代表，葛洪对岭南地区多发传染性疾病等进行了研究，开创"验、简、便、廉"之特色；始形于宋代，如刘昉的《幼幼新书》为岭南儿科学奠定良好基础；兴发于明清后，如岭南名家何梦瑶被誉为"南海明珠"，饮誉全国。当代岭南医学呈现生机勃勃的发展局面，这不仅和广东改革开放带来的经济文化发展有关，更和中医药的疗效和人文魅力深得民众信赖息息相关。

多年来，广州中医药大学第一临床医学院（第一附属医院）注重岭南中医药的研究与总结，取得了许多经验及成果。更可贵的是，第一临床医学院将岭南中医药学术研究的成果引入课堂教学，不断创新临床教学，这是推动岭南医学传承发展的一大举措，也是岭南医学教育的一大创新。作为配套教材，"岭南中医药特色系列教材"凝聚了历代广州中医药大学第一临床医学院人岭南医学研究工作的心血与智慧结晶，是第一临床医学院进一步将岭南中医药研究成果向教学工作转化的重要体现。

古人著述名医学派，多以医家名字命名，如明代宋濂为朱丹溪《格致余论》题辞："金之以善医名凡三家，曰刘守真氏，曰张子和氏，曰李明之氏。虽其人年之有先后，术之有攻补，至于惟阴阳五行，升降生成之理，则皆以《黄帝内经》为宗，而莫之有异也……君之此书（指丹溪先生《格致余论》），有功于生民者甚大，宜与三家所著，并传于世。"这是金元四大家之说的由来，主要内容以内科为主。近代谢观《中国医学源流论》也以医家命名学派，如李东垣学派、张景岳学派、薛立斋学派等。现代研究岭南医学，内容很丰富，我认为除了延续前人之长处外，更宜采用学科分类研究的方法，方可涵盖除内科以外的其他学科，也适合现代中医教育发展。"岭南中医药特色系列教材"涵括中医基础及内、外、妇、儿各科等 13 门课程，体现了岭南医学学科分类研究思想，其系统整理出版并投入教学使用，也将促进相关学科建设发展。

　　乐之为序。

2018 年 7 月

编写说明

中医药学源远流长，博大精深，是中华传统文化的瑰宝。由于我国幅员广大，地理气候环境地域性特征明显，加上人文风俗、饮食起居、道地药材等方面的迥异，中医药的临床应用形成了因时因地因人制宜的学术传统以及明显的地域特色。岭南位处我国南端，地域气候环境与五岭以北明显不同，岭南中医药在应对地方多发性疾病与证候的实践中，形成了鲜明的临床特色，不仅提高了疗效，而且丰富了中医药学体系的学术内涵。作为"一带一路"发展规划重要节点，岭南中医药至今已传播到世界上 183 个国家地区，彰显了岭南中医药为人类健康做出的卓越贡献。

为贯彻落实《国务院关于印发中医药发展战略规划纲要（2016—2030 年）的通知》（国发〔2016〕15 号）精神，促进中医药事业健康发展，积极探索在高层次人才培养、教学改革、学术梯队建设、科学研究、提高临床疗效以及服务中药产业发展、开展国内外学术交流合作等方面发挥示范作用的有效机制和模式，广州中医药大学第一临床医学院（第一附属医院）进一步加强了对岭南中医药临床特色的总结与研究，并应用到临床医疗及教学活动中，取得了许多经验及成果。在多年实践的基础上，医院决定进一步促进岭南中医药研究成果向教学的转化，成立了岭南医学研究中心，成功申报广东省高校试点学院——岭南医学学院和广东省岭南医学人才培养模式创新实验区，开展了以岭南中医药特色为主导的中医药人才培养模式的改革与探索。为此，加强理论总结，深入凝练提高，创编一套成系列、显特色、综合性强的岭南中医药系列教材，是岭南医学试点学院和人才培养模式创新实验区教育教学改革的重要举措，也是岭南中医药教育对外交流与传播的重要资料。

经过近三年的策划、论证与努力，"岭南中医药特色系列教材"终于要出版了。此套教材汇集了众多具有鲜明岭南中医药特色的珍贵的临床诊疗经验与资料，均由资深专家担任主编，组织精干编写团队，围绕教育改革的目标，在长期临床实践与积累的基础上认真研究和精心编撰而成，具体包括《岭南中医内科学》《岭南中医外科学》《岭南中医妇科学》《岭南中医儿科学》《岭南中医骨伤科学》《岭南中医耳鼻喉科学》《岭南中医眼科学》《岭南中医肿瘤学》《岭南伤寒论临床实践》《岭南温病学临床实践》《岭南金匮要略临床实践》《岭南医学源流与名医学术精要》《岭南中草药》13 部。本系列教材涉及的知识面广，全面综合反映了岭南中医药学术、临床、科学及产业的成果和经验，具有很强的地方特色，是集体智慧与心血的结晶，在理论与实践方面也达到了高度的结合，不仅具有极强的学术价值，而且有很强的临床实用性；不仅可应用于本科教学，也可应用于研究生教育；不仅可作为专业主干课程的配套教材，也可作为实践教学或资格考试的辅导用书，对于培养学生的中医辨证论治思维和综合分析能力有重要意义。

此系列教材是第一次汇集突出岭南名家诊治用药特色的教材，尽量展示岭南中医药学术与实践的发展水平和丰富内容，为促进岭南中医药的学术传承与可持续发展奠定了基础。编写团队为此付出了很多努力，进行了各种尝试，但由于第一次全面和系统化整理探索，可借鉴的经验不多，加之水平有限，书中难免有疏漏与不妥之处，盼广大读者在使用过程中提出宝贵意见，以期今后再版时得以修正提高，力争将本套教材打造成全面展现岭南中医药理论与临床最新学术成果的精品教材，不胜感激。

岭南中医药特色系列教材编委会

2018 年 6 月

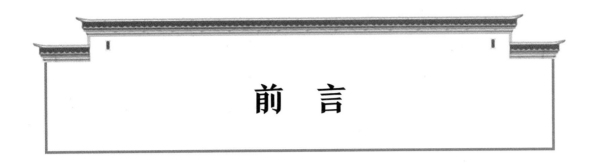

前　言

　　案例式教学是近年来在高校本科教学,特别是法学、医学等领域广泛应用并取得良好效果的教学模式之一。自古以来,中医师承教育亦以病案为切入点,本教材将基于名家临证经验,采取讨论、思辨等方式,既要系统掌握专科知识,又充分展示岭南特色。培养高素质、高水平、应用型的中医药临床人才,适应我国医疗卫生体制改革和发展的需要,更好地服务于人民群众提高健康水平的需求。

　　骨伤科教学以形态操作为主要特征,本教材注重中医经典理论与临床实践操作相互结合,注重中医传统手法与现代技术发展相结合,突出实用性,注重实践技能的培养,通过临床实际案例培养学生的临床思维能力、综合分析能力,调动学生应用所学的中医药理论知识处理临床实际问题,激发学习兴趣,提高教学质量,为学生强化中医骨伤科临床工作,更好地进行住院医师规范化培训夯实基础。

　　本教材共分为四章。第一章为岭南骨伤科概述,围绕岭南骨伤流派发展史、岭南骨伤名家展开论述;第二至四章为各论,从骨伤、筋伤、骨病三个方向,精选临床典型案例加以阐述。

　　本教材的编写得到广州中医药大学骨伤科教研室、广州中医药大学第一附属医院骨伤中心、广东省佛山市中医院骨伤科、广州市正骨医院骨伤科、广州市荔湾区骨伤科医院等临床科室的大力支持和指导,谨此,向有关单位和各位老师表示衷心的感谢! 由于本教材的编写是全新的模式和要求,加之编者经验、水平和时间有限,本教材或许存在不足之处,恳切希望在本教材的使用过程中,广大师生及时提出宝贵的意见和建议,以便不断修订和完善。

编　者
2020 年 1 月

目 录

第一章 岭南骨伤科概述 ···1
　第一节 岭南骨伤流派发展史 ··1
　第二节 岭南骨伤名家学术思想及医家传承 ····························4
　第三节 岭南骨伤的特色 ···13

第二章 骨伤 ···16
　第一节 上肢骨折 ···16
　　一、肱骨近端骨折 ···16
　　二、肱骨干骨折 ···19
　　三、儿童肱骨外髁骨折 ···21
　　四、儿童肱骨髁上骨折 ···24
　　五、尺桡骨干骨折 ···30
　　六、桡骨远端骨折 ···33
　第二节 下肢骨折 ···36
　　一、股骨转子间骨折 ··36
　　二、股骨颈骨折 ···40
　　三、股骨干骨折 ···44
　　四、儿童股骨干骨折 ··48
　　五、股骨髁间骨折 ···50
　　六、胫骨平台骨折 ···54
　　七、胫腓骨干骨折 ···58
　　八、踝关节骨折 ···63
　　九、跟骨骨折 ···66
　第三节 脊柱骨折 ···71
　　一、寰椎骨折 ···71
　　二、骨质疏松椎体压缩性骨折 ··75
　　三、腰椎椎体爆裂骨折 ···78

第三章　筋伤 ……………………………………………………………………… 83

第一节　颈椎病 ……………………………………………………………… 83

一、神经根型颈椎病 ……………………………………………………… 83

二、脊髓型颈椎病 ………………………………………………………… 86

第二节　腰椎退行性疾病 …………………………………………………… 89

一、腰椎间盘突出症 ……………………………………………………… 89

二、腰椎管狭窄症 ………………………………………………………… 93

第三节　上肢筋伤 …………………………………………………………… 96

一、肩关节前脱位 ………………………………………………………… 96

二、肩关节周围炎 ………………………………………………………… 98

三、肩袖损伤 …………………………………………………………… 102

四、肩锁关节炎 ………………………………………………………… 105

第四节　下肢筋伤 ………………………………………………………… 107

一、膝关节软骨损伤 …………………………………………………… 107

二、踝扭伤 ……………………………………………………………… 110

第四章　骨病 …………………………………………………………………… 113

第一节　化脓性骨髓炎 …………………………………………………… 113

第二节　化脓性关节炎 …………………………………………………… 116

第三节　膝骨关节炎 ……………………………………………………… 118

第四节　骨肿瘤 …………………………………………………………… 123

一、脊柱原发肿瘤 ……………………………………………………… 123

二、胸椎转移瘤 ………………………………………………………… 127

第五节　股骨头坏死 ……………………………………………………… 129

一、成人股骨头坏死 …………………………………………………… 129

二、小儿股骨头坏死 …………………………………………………… 134

第六节　发育性髋关节疾病 ……………………………………………… 137

一、发育性髋关节脱位 ………………………………………………… 137

二、成人髋关节发育不良 ……………………………………………… 141

第七节　青少年特发性脊柱侧凸 ………………………………………… 143

主要参考文献 …………………………………………………………………… 146

第一章 岭南骨伤科概述

第一节 岭南骨伤流派发展史

岭南骨伤科是中医骨伤学科的重要组成部分,亦是岭南医学的重要分支学科,具有鲜明的地域特色和丰富的临床治验,其形成与岭南医学有着不可分割的关系。

岭南骨伤科的形成与中原文明的南迁有极大关系,地域上的岭南,在传统上是指越城、大庾、骑田、都庞、萌渚五岭山脉以南的地区。唐贞观年间,唐分天下十道,岭南即为其中之一,其所辖范围包括广东和广西大部分、海南、港澳等地区,地域较为广阔。岭南地区文明的发展,起步较晚,与同时期作为文化中心的黄河流域相比,差距较大。在当时民众的心目中,受崇山峻岭阻隔且远离中原地带的岭南区域往往带有蛮荒的烙印。历史上,岭南一地长期让人视之为畏途,长期作为被贬官员和流放之人的去处。历史上的几次重大机遇,促进了岭南地区的大发展:魏晋以来,三次以逃避战乱为主要目的的大规模人口南迁;明清以来,以增强经济为主要目的的海上对外贸易港口乃至海关的设立;民国建立以后,政治中心的一度南移,促进了岭南地区政治、经济、文化的发展,给岭南地区带来了大量人口以及先进的科学文化技术。这其中,包括了中医药文化,毫不讳言地说,岭南文明、岭南医学、岭南骨伤科,溯本求源,皆发自于中原。由此可见,正是随着岭南文明的发展、岭南医学的进步,才催生了岭南骨伤科的形成。

随着人口的逐步增长、工农业活动的迅猛发展,疾病诊疗的需求日渐增加,岭南地区的医疗活动频繁,随着文明的稳步提升、对疾病认识的进步,医药学水平的提高也越来越快,涌现出了一批又一批技艺高超的中医药学专门人才。史载:岭南地区为人所熟知的典型中医药活动可追溯至晋代,当时已经有葛洪、鲍姑、支法存、仰道人等知名医药学家活跃于广东。这些人中,有世居本地者,更多的是来自北方的移民,如葛洪,来自于江苏;支法存,来自于新疆。他们的医疗活动丰富了岭南的医药实践。他们的共同特点是:扎根于岭南,服务于岭南,成名于岭南。以葛洪为例,他本人祖籍江苏,但移居并长期生活于岭南后,著成了其重要的学术著作——《肘后备急方》,书中的许多内容源于其岭南医学研究和实践。

岭南医学发端于晋代,自唐代李暄《岭南脚气论》问世,元代释继洪《岭南卫生方》系统总结岭南医疗保健经验至今,这一区域的医学与"岭南"挂钩已逾千年。岭南医学,早已成为一个堪与新安医学、孟河医学等著名学术流派并肩的中医学分支。

岭南骨伤科，正是岭南医学的重要分支之一，它的形成和发展与岭南医学的总体轨迹是大体一致的。近代以来，岭南地区人文、政治、经济的崛起带动了医学水平的整体进步，而岭南医学整体水平的提高也起到了推动分支学科迅猛发展的作用。同时，包括岭南骨伤科在内的多学科的共同进步，也反过来促进了岭南医学的全面发展。这是一种相辅相成的关系，可以说，在岭南骨伤科和岭南医学之间，存在着不可割舍、一脉相承的密切联系。岭南骨伤科是中医骨伤科学的重要组成部分，在广泛吸收、继承中原各流派优良传统的基础上，不墨守成规，勇于弘扬发展，及至明清业已达到了一个很高的水平。

至民国时期发展到高峰，岭南骨伤科名家辈出、发展快速、成就斐然，在国内中医骨伤科界独树一帜，深受广大民众的推崇信赖。岭南骨伤科的形成从晚清起到近代基本定型，形成了以何竹林、李广海、梁财信、管季耀、蔡忠等为首的岭南骨伤五大名家。在过去因交通不发达，医疗条件落后，迫使许多骨伤科重症必须就地抢救，当地解决，各地造就了一批擅治跌打损伤的骨伤科人才，求医者多，求学者亦多，或由子女，或由弟子继承流传的技法，在治疗手段上，注重药物治疗，擅用手法与固定，逐渐形成了岭南骨伤科流派治疗上的三大特色：手法、小夹板、内外伤药。其行医地点，亦因广州在晚清中期成为中国对外的贸易港口及商业城市，集中在佛山、广州、香港、澳门，并在这些地区扬名，形成了岭南骨伤科以广东为核心的主体。这时期，梁财信、管季耀、蔡忠、何竹林、李广海五大家中，其中蔡忠、何竹林、李广海具有少林伤科的特色，他们体格健壮，武打出身，医德高尚，技艺精湛，社会阅历丰富，医术出名，医效显著，理伤手法、固定方法独特，伤科用药行之有效，广受群众信赖。同时，他们的临床实践深受岭南的人文地理环境影响，富有浓郁的岭南地域特色，其学术思想成熟，遣方用药，别具特色。更为人称道的是，这些名医中的许多人，思想超然，勇于摒弃旧时代的门户偏见，为了中医骨伤科学的学术发展，不遗余力地将他们的临床治验，无所保留地传授于众。但他们没有著作存世，其盛名时，全凭临床实干功夫赢得信赖赞誉，口碑载道于今。管季耀，作为管镇乾的第三代后人，他并没有将其世传的医术隐留自承，而是通过积极地广收门徒以及著书立说而将其公开传播。他创办了广东保元中医专科学校，培养了一大批中医人才，在1929年编纂了中医骨伤科专科教育史上的第一部教材《伤科学讲义》，供中医学校培训伤科医师使用，被公认为近现代中医骨伤科学界著名的医学家和教育家。梁财信家族在《广州府志》有这样的记载："梁财信以麻药、手术治疗粉碎性开放性骨折。"其第三代后人梁匡华、梁以庄在编写的《伤科学讲义》里首提"伤科分类"：分跌伤、打伤、炮伤、金伤、火伤五种，均可伤及筋、骨、血、肉。其家族流传的自制的跌打丸、跌打酒和跌打膏药，当时被称为"跌打三宝"，风行南粤。蔡忠的后人蔡荣，大学毕业后继承家业，新中国成立后将祖传的"跌打万花油"捐给药厂生产，造福百姓，在受聘中医学院后，将伤科内治理论写入大学本科《中医伤科学》教材，并一直沿用至今。同时期的骨伤科医家还有：林荫堂、林俊英、陈培、陈汉麟等人，值得一提的是黄耀燊，出身于中医世家，其父黄汉荣是广州地区负有盛名的中医伤寒派医家，又是著名的骨伤科专家，从医尽得家传之秘，受聘于中医学院后，将家传"骨仙片"与"双柏散"秘方献出，造福百姓，可称得上是"外伤科学大家"。广东三水名医黄恩荣，据考，当时医名与文名一时大噪，受赐赠王府的宫廷"阴阳膏"秘方，后经其认真考究并加以改良，使药膏疗效更著，易名为"摩腰膏"，名噪于世。其子黄悌君(受聘为中医学院内科教师)将其方捐出给中医学院附属医院，疗效显著，现仍在临床使用。岭南骨伤五大家族的后人将前辈的经验发扬光大，这一代人经历坎坷，但他们在继承家业上，表现出高尚的医德、精湛的医技、娴熟的手法,临床经验丰富,善于总结,并发表文章,有自己的学术观点,用药颇有岭南特色,疗效显著;同时,为骨伤科的发展捐出家中秘方,部分人还加入了中医院校的教师队伍,通过家传、师徒传承,后继有人。岭南地区的骨伤科学有了系统的理念、成熟的技艺、普遍的用药、经典的专著,还有大师的出现。岭南骨伤科的基础自此已然奠定,岭南骨伤科这一学术流派也自然而然地形成了。

1958年,国家十分重视中医的发展,对中医骨伤科发展影响最大的一件事就是:国家卫生部批准方先之、尚天裕、苏绍三在天津医院研究骨科的中西医结合治疗问题,并在天津医院试行"手法复位夹板固定"临床研究验证,请方先之、尚天裕等对骨伤科名老中医苏绍三治疗的100例尺桡骨干双骨折手法复位夹板外固定,进行疗效验证,效果得到了肯定。1963年9月,方先之、顾云伍、尚天裕三人联名撰写题为"中西医结合治疗前臂双骨折"的论文,在罗马第20届国际外科年会上宣读,并出版英文版,是中国骨科界在国际发表的第一篇论文,当时引起了与会62个国家的2 000名学者的兴趣和赞赏。1964年,国家卫生部组织全国中西医专家在天津对"中西医结合治疗骨折新疗法"进行鉴定,一致认为,这是一项重大的科研成果,建议向全国推广。此后,开始举办全国性的中西医结合治疗骨折学习班,至1988年,共办了20期,学员达千余人。在1966年由人民卫生出版社出版,方先之、尚天裕主编的《中西医结合治疗骨折》一书中,提出"动静结合,筋骨并重,内外兼治,医患合作"十六字方针,成为中医骨伤科界治疗骨科伤病的准则。同期,由天津医院骨科主编的《临床骨科学》四分册(创伤、骨病、肿瘤、结核)成为一时畅销的中西医结合的骨科专业书籍。

此时期的机遇难得,受聘于中医院校的蔡荣副教授,以及何竹林的首席弟子岑泽波举办多期全国中医院校骨伤科师资班,从理论到实践,提高了骨伤科的诊治水平,学习班对骨伤科人才的培养起到了促进作用,并影响珠江三角洲,辐射全国。岑泽波先生利用有效的院际资源,积极开展骨伤科手术治疗骨折,取得成效,波及全国,成为中医骨伤科界开展手术、勇于"吃螃蟹"的第一人。岭南骨伤科在开展手法、夹板固定、药物治疗的同时,有针对性地开展手术治疗,借助现代外科技术,使曾在唐宋时期盛行的手术治疗手段得以继承与发展,大大丰富了岭南骨伤科的治疗手段与内涵:手术可进一步熟悉解剖,熟悉解剖可促进手法的提高与积累,并对手法进行改进。在岑泽波的带领下,广大医者对老中医留下的宝贵经验,积极开展研究,如对正骨八法的研究,以及对何氏正骨手法的生物力学研究,并发表大量论文。这一时期由于重视人才培养,并积极促进各地骨伤科的发展,已初步形成颇具岭南特色的珠江三角洲岭南骨伤科网络,综观广东各地,中医院的龙头科室大都是骨伤科。此时期由于国家重视中医的发展,在院校的带领下,重视人体解剖学与骨伤疾病的关系、研究骨折移位机制与手法复位关系、开展手法的生物力学研究、开展手术治疗骨科伤病、开展中西医结合治疗骨科伤病,并取得可喜的成果。

岭南骨伤科流派经过三代人的努力,在传承与发展中取得成效。1980年,广东名家何竹林入选全国十大中医骨伤科名家,体现了岭南骨伤科流派的业界地位。岭南骨科名家李广海所在的佛山市中医院,经过三代人的传承与发展,现仍保持强劲的发展势头,1994年被评为全国中医骨伤科医疗中心。以何竹林、蔡荣为首创立的学院派骨伤科,多年来保持理论与实践相结合,在骨伤科医教研上并驾齐驱,2002年广州中医药大学中医骨伤科被评为国家重点学科,体现岭南骨伤科的龙头地位。2001年,广州中医药大学第一附属医院骨伤科"中西医结合治疗股骨头坏死临床研究"荣获国家科技进步奖二等奖。

上海骨科专家戴尅戎院士曾说过：科学的进步取决于三个"I"，即Interdisciplinary（学科要交叉发展）、Integration（学科的整合与集成）、Innovation（技术要创新与改革）。岭南骨伤科的传承与发展轨迹，验证了这一点：正骨手法从意念言传，心领手会，发展到复位工具、复位器、机械手、微创；行之有效的外用药物，其载体从鸡油、茶树油，发展到凡士林，乃至今天带黏合的巴布剂型；小夹板固定从轻巧至定制，加入了磁场、热能、数字化生产等，有效地促进了骨的愈合；内服的中药顺应社会骨伤疾病谱变化，从早年的单纯扶正温补，温补壮阳，调补气血，活血祛瘀，发展到至今结合岭南特色的灵活性、多元化、多样化用药；在众多民间经验方中，通过临床反复验证，制成中成药，造福百姓。今后，岭南骨伤应该继续保持自身的优势与特色，充分利用现代化科学技术，进行诊疗技术的改进和学术理论上的创新，不断发展壮大。

综上所述，岭南骨伤科从无到有，经历了漫长的岁月，其形成过程与岭南社会、经济、医学的发展密切相关。其壮大、成熟的经过，全程带着"岭南"这一烙印。岭南骨伤科，是具有岭南地域特色的中医骨伤科学，除正骨理筋手法纯熟、理法方药俱精之外，岭南骨伤科医家善于辨证，应用岭南中药材是其特色。师者有云：无正骨、理筋之术者，非岭南骨伤科；不善用岭南中药材者，亦非岭南骨伤科者也。历代岭南骨伤科医家常怀仁恕之心，关心岭南民众疾苦，行仁者之术，施廉验之药，在广大民众心目中取得了崇高的地位。岭南骨伤科的形成，水到渠成，岭南骨伤科的发展，兴旺蓬勃。

第二节　岭南骨伤名家学术思想及医家传承

1. 梁财信　梁财信（1763—1855年），字玉山，南海县（现佛山市南海区）魁冈区堡澜石村人。青年时期的梁财信兼充更练时被众盗贼暗算打断了双腿，求治于当时名医潘日舒，梁财信言"如能医好，自愿为奴"。痊愈后，梁财信随潘日舒四方为医。因梁财信为人忠厚老实，诚恳好学，深得潘日舒喜爱，故潘日舒不仅传以跌打医术，临终时更把自己所有的医书和秘传的笔记也一并交给他。

清嘉庆十年（1805年），42岁的梁财信在澜石以方伯家庙钟鼓楼为馆址，挂起"梁财信医馆"的招牌行医，采用保元堂为堂号，成为梁财信的正铺。梁财信医馆的地理位置优越，澜石当时是一个重要的杉木集散地，锯木工人近千，附近石湾盛产陶瓷，澜石周围为劳动密集型产业区，工人众多，工伤事故不少，而邻近跌打医生有限。此外，佛山为全国有名的武术镇，拳伤刀伤时有发生，医疗需求较多。其师潘日舒原本名声就很大，梁财信传其衣钵，医馆开业伊始，即患者众多。清光绪五年（1879年）《广州府志·列传二十八》记载梁财信能以手术治疗粉碎性开放性骨折，以麻线缝合创口外敷以膏药，患者逾月遂能下地行走。他曾治愈刀伤或枪伤十多处的危重患者，这更使其名声大振，佛山于是有"梁财信驳骨，鸡脚换鸭脚"之俗谚。除了医治外伤性骨折，梁财信在配制药物上更有独到之处。如跌打伤者，痛苦呻吟，迫切要求止痛，梁财信配制的跌打止痛散有较好的止痛效果，大受伤者欢迎。梁财信医馆持续经营近150年，以自制的跌打丸、跌打酒和跌打膏药风行南粤。

在梁氏骨伤的传承与发展上，梁财信自己无子，其兄财广有四个儿子，以兰、桂、腾、芳分别命名。兰长和桂长过继给财信，也跟着学会了跌打，正式主诊。为使后代更好地继承祖业，梁财信采取了文武并重的方针，学文以通医理，习武以助强身，不惜重金延聘通晓医书的名师宿儒指教,在读好四书五经的同时,学习中医名籍,同时聘请南北著名拳师教授武术,梁氏还严格规定子孙在技术上未过关者,不得出医馆应诊。

梁氏长子兰长、次子桂长(梁然光,字桂长,号大川)都继承父业成为跌打医生。兰长的长子锡芝、桂长的长子贯之,即梁氏的孙辈,由于受到良好的教育,通晓医理,使梁氏跌打医术有了进一步的提高。这一时期也是梁氏家族的全盛时期。到了清末,随着梁氏家庭成员的不断增多,1914年,梁财信医馆由整体经营转为分散经营,先后在广州设馆6间,佛山4间,香港3间,澳门、江门、韶关、顺德容奇、顺德大良、三水西南各1间。民国以后,梁氏家族的后代多转向制药业。从18世纪70年代到抗日战争时期的170多年,梁氏传了5代,共有30人继承祖业,所生产的跌打药,除在国内各地销售,还远销南洋、美洲各国。1956年公私合营后,梁财信跌打丸跌打成药分别由佛山制药厂、广州中药厂、广州羊城药厂继续生产。梁财信跌打丸被生产至今,目前主要有港产及佛山一家药业有限公司生产。孙子梁秉枢、梁秉端均世其业,后充广州府水陆提督军医。20世纪20年代,曾孙梁以庄、梁匡华任广东光汉中医专门学校教师,编著有《广东光汉中医伤科讲义》(以下简称《伤科讲义》)。

梁氏骨伤学术传承脉络如下:梁财信(第一代)→梁然光(第二代)→梁贯之、梁道生、梁秉枢、梁秉端(第三代)→梁以庄、梁匡华、梁耀垣(第四代)→梁理平(第五代)→梁慕贞(第六代)。

梁氏骨伤的主要学术贡献,因其依口授心传的传承特点,在其传世书籍中,仅见的广东光汉中医专门学校教材——《伤科讲义》便成为其少有的学术作品,是当时梁财信曾孙梁以庄、梁匡华兼光汉学校的骨伤科老师所亲自编写的教材,作为授课所用书籍。《伤科讲义》基本内容因是教科书,系统地介绍人体全身骨骼经络与骨伤常见的疾病类型和治疗方法及方药,还有治疗后的方药、起居饮食方法及禁忌,全书详略得当。梁氏《伤科讲义》反映了20世纪20年代中医骨伤学理论及诊疗水平。梁氏治疗骨伤的许多独特手法多无医学文献记载,所谓"只有法传,而无书传",故它的骨伤科文献不多,现存者尤少,显得此教材尤为珍贵。书中注重基本原理的同时,更注重课堂的授教和学生临床实践,课本语言客观朴实,具有岭南特色,并常告诫学生要"能痊愈否,亦当以医学眼光诊断之"。只可惜书中理学基础和手法述说浅显,所附方药均另详他处,暂时无从得知,而且所用手法亦为堂授时教予学生,并未在教科书中详细说出,无法深入体会其详细手法的奇妙之处。但梁氏伤科治疗的思想处处力求创新,辨证论治与手法运用的灵活性仍值得后人学习揣摩。

2. 管镇乾 管氏医学世家,是指佛山管德裕、管镇乾、管季耀、管藻卿、管霈民几代骨伤名医,及其后人管铭生等的学术传承。

第一代:管德裕,师出少林,善技击,通医学,其术传子管镇乾。管镇乾,字金墀,祖籍江苏武进,行伍出身,精于跌打刀伤,在佛山开医馆,占籍南海,因佛山大火三度抢险赴救,治愈外伤、烧伤患者无数,名声大噪,民国《南海县续志》为其立传,学术传儿子管季耀(管炎威)、管藻卿。

第二代:管镇乾,字金墀,祖籍江苏武进,南海佛山人。父亲管德裕,亦骨伤科医家,据民国年间管炎威《伤科学讲义》记载:"大父(注:祖父)德裕公,系出少林,凤娴技击,通医学,精内功,点脉救伤,咸称神手。"管镇乾行伍出身,道光至咸丰年间在军队任军医二品衔,精于跌打刀伤,后流寓粤省大埔,同治年间寄居佛山开设医馆,故以占籍。光绪元年(1875年)4月,台风打塌房屋,人多伤毙;光绪四年(1878年)3月,佛镇城西大风施后继以火灾,死伤尤惨;

光绪十一年(1885年)4月,佛山火药局被焚,附近房屋倾跌,压伤无数。管镇乾三度抢险赴救,治愈外伤、烧伤患者无数,遂以名声大噪。管镇乾卒年七十二,当地民众为纪念他拯溺救焚、不受酬金的崇高医德医术,建造忠义祠牌坊,民国《南海县续志》为其立传。管镇乾是为岭南伤科管氏医学世家第二代,学术传儿子管季耀、管藻卿。

第三代:管季耀,名炎威,季耀乃其号,传承父亲管镇乾医术,且精通文理,能把骨伤经验上升为理论,著有《伤科讲义》(又名《伤科学讲义》)《救护学讲义》《花柳科》,《伤科讲义》是其学术思想的代表作。其中,《伤科讲义》《救护学讲义》等著作存世,历任广东中医药专门学校、广东中医院骨科主任,曾获民国时期全国有影响骨伤科名医。1929年7月,全国医药团体总联合会在上海召开中医学校教材编撰会议,是时正值余云岫"废止旧医以扫除医事卫生之障碍案"风潮之后,中医界处此存亡绝续之时,其著作《伤科讲义》一套六册,铅印线装本,1929年由广东中医药专科学校刊行。全书分三篇共十二章。全书重视骨科生理解剖及伤科秘方研制,书中共绘画人体骨骼图7幅,标明166块骨骼的古代及近代名称,互为对照,并结合中医经脉穴位作为解释。书中还记述管氏许多伤科验方,如止痛还魂丹、止血散、万应消毒丸等,体现其丰富的骨外伤科临床经验。

第三代:管藻卿亦为民国时期岭南骨伤科医家,惜未见有著述存世。

管季耀学术传儿子管霈民,管藻卿学术传儿子管铭生。

第四代:管霈民(1893—1980年),号泽球,自幼跟随祖父及父亲学习医术,对疮科、骨科尤为精通,历任广东中医药专门学校、广州汉兴中医学校外伤科教师,编写有《外科讲义》《花柳学讲义》等教材。中华人民共和国成立后,在广州医学院第一附属医院从事中医医疗工作,尤重外治法研究,创出名方,制成药膏,临床疗效显著。1962年、1978年两次被广东省人民政府授予"广东省名老中医"称号。

管霈民主编的《外科讲义》认为:"外科曰'疡医'。疡者,乃痈、疽、疮、毒皮肤病统称之代名词也……然后知外科之道,实与内科同源,奚可歧视?内科诊无形之病须参以色诊以明了;外科医有形之疡尤当切诊而分断。可见内外科均同一理。"全书有七册,分七篇,按照人体各部位从上至下分列。开篇为疮疡总论,第一篇头部疮疡,第二篇胸腹部疮疡,第三篇臑肘臂部疮疡,第四篇背部疮疡,第五篇下部疮疡,第六篇疮疡发无定处。从九个方面对疮疡的病因、病机、诊断以及常用方剂进行概述。

管霈民有一套制药工具,其外用药制作均需除去杂质,精选药材,研末过筛、炙等严格操作,后把祖传制药工具奉献给单位。他创制骨伤科膏贴,以达消肿止痛之目的,促进骨折愈合。现在广州医科大学(原广州医学院)第一附属医院,仍保留管霈民的骨科名方,并在原方基础上加以现代工艺,使之使用方便,药效独到。目前临床使用的骨科一号膏和二号膏,便是在他的原方基础上变更而来,用于治疗临床上的跌打损伤、红肿热痛等疾患。

管氏医学世家以骨伤科最为驰名,服务民众,造福病患,在岭南地域有口皆碑。管氏在长期的骨伤外科临证中,形成了其特有的正骨手法以及伤科、皮肤外科用药,善用望诊及用手触诊骨折患处而了解患者骨折情况,根据手下感觉判断病情十分准确,而X线照片只作为辅助诊断,手法复位轻巧、准确,动静结合。又善于手法复位,并用小夹板固定,通过内服外敷治疗患者。对于跌打损伤、伤筋瘀肿,常采用手法治疗,灵活运用点、按、揉、推、擦、拍、搓及扳等手法,解除患者疼痛、屈伸不利、脱臼等痛苦。管氏认为正骨手法在软组织、肌肉、筋膜及关节功能障碍等病变过程中具有十分重要的作用,通过手法,可以促进经络、气血运行,疏通血脉,改善局部功能。手法切记勿粗暴,要有力、柔和、持久、深透,要用心去感悟,用手法去体现。内服药物提倡分时段辨证治疗,早期活血化瘀为主,中期养血生肌为主,后期应补益肝肾为主,并及早进行功能锻炼而恢复关节功能。根据中医理论,补肾可以补骨生髓,髓旺骨长。临床中常选用骨碎补、续断、生地、赤芍、土鳖虫等药,用药精练,通常只有8~10味,大多以六味地黄汤加减辨证施治。

3. 何竹林 何竹林(1882—1972年),原名锦燊,广东南海九江人,近代岭南著名骨伤医家。8岁起即随广州光孝寺一少林派老和尚习武学医,18岁外出沿途卖药行医,由广州经南雄珠玑古道入江西,走湖北,访河南,抵北平,出关外直至哈尔滨,返粤时途经山东、江苏等地,时历3年,行程近2万里。21岁在广州长寿路开设医馆,救治伤科患者无数,有"破腹穿肠能活命"的美誉。中华人民共和国成立后,历任广东省中医院骨伤科主任,广州中医学院筹备委员会委员,广州市第一、二、三届政协委员等职,主编《中医骨伤科学讲义》。家族中六儿二女三媳妇,均以中医骨伤为业。其学术思想体现如下:

(1)正骨理论学说:何竹林正骨手法有坚实的理论基础,其医学讲稿第一篇"正骨手法述要"曰:"正之谓何?使之合度也。骨之不正其状有五:一曰侧歪,二曰驾迭,三曰屈角,四曰旋转,五曰离延。五状见一,均须经手法正之,使其断者复续,陷者复起,碎者复完,突者复平,或正其斜,或完其阙。盖人体筋骨,气血煦濡,向具生机,故接骨者应如扶植树木,以顺其性意,是谓至治,比之单以器具从事于拘制者,相去甚远矣。此乃言中西正骨之别:西医接骨如木匠之接木,中医之驳骨如扶苗植树。"这简单的比喻十分深刻,指出一动一静,一板一活,既形象又生动地道出中西医正骨之特色:中医多用手法,西医多用手术,中医手法为群众所喜爱。何竹林继而谈:"手法辨证者,实合于眼法、口法、耳法、心法也。眼法为望,口法为问,耳法为闻,心法为导。望以目察,闻以耳占,问以言审,摸以指参,皆合乎手法之一用也。手法用于复位,为正骨之首务。观现今大多伤科医籍,均以正骨八法为主。八法者,摸、接、端、提、推、拿、按、摩也。摸者,用于诊断,即用手细细摸其所伤之处,以其细心之触摸诊断筋骨损伤部位病症。接者,谓使已断之骨合拢续接一处。端者,盖骨离其位必以手法端正之。提者,谓下陷之骨提出如旧也。接、端、提三法主要用于治骨。按者、摩者,盖为皮肤筋肉损伤而骨未断而设也。推者、拿者,或有骨节间微有错落不合缝,或有筋急纵伤转摇不便利运动不自如者,惟宜此法以通经络气血也。可见推、拿、按、摩四法主要用于治筋。"他还说,不懂理伤手法和夹缚固定就不是骨伤科医生。长期骨科临床实践中,又总结出理伤手法为触摸、牵引、端提、揉捏、旋转、屈伸、按摩、推拿八法,这是何竹林对中医正骨手法理论学说的发挥:"是则手法者,诚正骨之首务哉。"

(2)古今骨骼定名:体现何竹林精研中医伤科古籍文献并与现代解剖学结合的深厚功底。何氏曰:"中国文化垂数千年,历代医家对病名、症状、方药以及骨骼名词多有其称号,单就骨骼称谓载诸典籍者不胜其数。自西洋医学传入我国,将我国自古有之解剖文字译之为现代解剖名词,今日中西共通,愚意以此定名,诚利于交流又不失原意也。"何竹林分头颅部、躯干部、上肢部、下肢部对古今骨骼名称进行考定。如头颅部:考证注释了16个部位;躯干部:考证注释了20个部位;四肢部,30个部位,曰:"骨骼定名,古今如一,大众共通,有利于学术提高中西医结合之时"。

(3)骨科临证经验:何氏伤科临证经验丰富,诊治之骨伤科疾病多有案例收载,其医案具有真实性、可操作性与提高性的特点。真实性,有名有姓(有住院号有X线号),首先病例是真的;可操作性,正骨手法以及固定的方法,除文字表达外,图像十分重要,要求骨伤科医师具有美术绘画素质,以期取得良好的教研效果;提高性,不单纯是病案资料堆积,总结治验述要使后学者有先例可循。

(4)伤科用药及验方

1)何氏骨伤科临床3期辨证立法处方

骨一方:红花6g,桃仁6g,当归6g,赤芍10g,钩藤10g,泽兰10g,骨碎补15g,生地黄15g,天花粉15g,乳香3g。功效:活血祛瘀,消肿定痛,主治:骨折初期瘀血阻滞,经脉不通。

骨二方:当归10g,续断10g,熟地黄15g,土鳖虫6g,赤芍10g,骨碎补15g,自然铜(先煎)10g,五加皮15g,千斤拔30g。功效:养血和营,接骨续筋。主治:筋骨折断的中期或后期以及骨科杂症。

骨三方:党参15g,北芪15g,熟地黄15g,茯苓15g,狗脊15g,怀牛膝15g,当归10g,补骨脂10g,续断10g,桑寄生30g,千斤拔30g。功效:益气养血,调补肝肾,强壮筋骨。主治:骨折修复缓慢,老年骨折及损伤后期各种虚证,以形体虚弱、筋肉萎缩、肢体乏力、关节不利为施治要点。

2)何氏伤科通脉散:研制于20世纪20年代,曾作为广东精武体育会常备急救药品,主要用于伤后瘀血阻滞、血行不畅所致诸痛。该药散在伤科七厘散的基础上加三七、延胡索、五灵脂、当归等药,使其药效能走能守,止痛之力更为确切持久;加入琥珀、天麻、熊胆、郁金等宁心安神、息风解痉之药,使神安痛宁以利稳定伤情,一直沿用至今,改为胶囊制剂。

3)外用药:何竹林驳骨散(膏,外用药)、生肌膏(软膏,外用药)、跌打油(外用药)、百灵膏(硬膏,外用药)、金枪散(膏,外用药)、舒筋汤(外洗方)、皮炎外洗方等,其中跌打风湿药酒(外用药)值得介绍。何氏跌打风湿药酒:三七120g,当归120g,威灵仙120g,羌活120g,五加皮120g,透骨消120g,大黄120g,栀子120g,防风120g,豨莶草120g,寮刁竹120g,九里香120g,独活120g,薄荷120g,忍冬藤120g,黄柏120g,伸筋草120g,海桐皮120g,泽兰120g,川续断120g,甘草120g,骨碎补240g,白芷240g,木瓜240g,樟脑480g,桃仁30g。具有活血祛瘀、消肿定痛、祛风除湿、舒筋活络功效,治疗骨折、脱位、软组织扭挫伤、肌腱劳损、筋骨酸痛、风湿痹痛。外涂患处,或在施行理伤手法时配合使用,亦可棉纱浸湿外敷。

4. 李广海 李广海是李氏骨伤科的杰出代表,李氏骨伤科起源于晚清时期的广东佛山。佛山是中国南派武术的主要发源地。明初,佛山武术已相当普及。清末民初,佛山武术流派纷呈,为人熟知的李小龙、叶问、黄飞鸿等都是佛山人。武术的盛行使得筋伤骨断之事时有出现,这推动了骨伤医学的发展。广东骨伤科名医大都学武出身,武林医林历史上有渊源。

李氏骨伤学术流派的创始者为李才干。李才干(1832—1914年),字子桢,佛山栅下茶基人。少好武术,为人豪爽,得金山寺僧人智明和尚传授跌打医术,学有真传,善治筋骨损伤、枪炮弹伤、刀火烫伤,设跌打馆于平政桥沙涌坊,医德高尚,贫苦者赠医施药,富贵人家亦不索酬金,医术精湛,声名远播,《佛山忠义乡志》为其立传。

李氏骨伤学术流派传承脉络:李才干医术传儿子李广海,创建佛山市中医院骨科。李广海的5个儿子均继承父业:佛山李家达、广州李家裕,香港李家刚、李家强、李家丰,形成佛一广一港三地格局。此外,李广海医术还传弟子陈渭良、元日成、马镇松、陈柏森、吴永良、莫益汪、陈志维。李家达一直在佛山,成为佛山骨伤的主要代表,其儿子李国韶、外孙女谭泳音均承其业,尚有弟子陈逊文。陈渭良传弟子钟广玲,现在佛山市中医院。元日成传弟子罗顺宁。李家裕从佛山迁广州,创广州西关李氏骨伤,医术传儿子李国准,此外还有弟子梁家伟、何锦添、陈少雄、老元飞、凌志平、张建平、李宇雄、谭超贤等。

李广海(1894—1972 年),字澄波,广东省名老中医。自幼勤奋好学,聪颖过人。14 岁随父临床学医,攻读《黄帝内经》《伤寒杂病论》《金匮要略》《神农本草经》等中医经典著作,又博览《正体类要》《伤科补要》《医宗金鉴》《血证论》等著作,继承父亲骨伤专业志向,成为民国时期佛山著名骨伤科圣手,创制的"李广海跌打酒""李广海滋补酒"远近驰名。中华人民共和国成立以后,李广海历任佛山市中医院副院长、院长。李才干早年所设跌打馆,经李广海改名为李广海医馆,现仍存在,称李广海旧医馆。李广海著有《中医正骨学》,1962年由佛山市卫生局刊印,该书精辟地阐述了骨折、脱位的诊断与治疗,介绍了内服经验处方31 条,外用处方 11 条。李广海重视内服与外用药物的辨证运用,确定了"治伤从瘀"的原则,对闭合性损伤的初期主张"瘀血内蓄,理应温补",对开放性损伤失血甚者,"治先固脱,后拟祛邪"。他对小夹板固定治疗四肢骨干骨折及近关节骨折,提出小夹板加垫超一个关节固定,解决了固定与活动的矛盾;提出早期的练功活动能加速肢体功能的恢复;在骨折愈合方面,较早提出通过"纵轴挤压"能促进骨痂生长的理论。对目前骨折临床仍有重要指导意义。他自创外敷加丹白药膏,疗效显著,对枪炮弹伤的治疗,或用手术取弹,或用药捻导引,或用丝线缝合伤口,或用拔毒生肌膏外敷,辨证施治。李广海为李氏骨伤学术流派确立了基本的理论原则,成为该流派的宗师。

李家达(1926—1990 年),新中国成立初期广东名医,李广海之子,跟随父亲李广海时间最长,14 岁开始学治跌打伤,在父亲的悉心教导下,逐渐掌握高超的医术。1977 年,李家达任佛山市中医院院长,他继承了祖辈的高尚医德,被人喻作有"菩萨好心肠",成功研制了具有清热解毒凉血、散瘀止痛消肿功效的"佛山伤科红药膏"。李家达善于集各家流派精华于一炉,走中西医结合之路,著有《正骨学》《骨折与脱位的治疗》。对于"伤瘀"概念,李家达在父亲李广海"治伤从瘀"的基础上进一步发挥,主张早期先"大破"伤瘀血肿,认为"大破"才能"大立",后期则善用温补以和血。对体质虚弱的伤者,则主张"攻补兼施",并区分寒热虚实。对烫火伤的治疗,分期诊治:早期以清热解毒法祛邪解毒;中期用清热育阴法以祛余毒,并育耗散之津;后期用育阴增液、固本培元法。李家达儿子李国韶承其医术。李国韶为李氏伤科第四代传人,是中国香港注册中医师、香港中医骨伤学会理事、香港中医骨伤学院常务副院长、香港推拿学会荣誉顾问。现在香港拥有两个医馆,一个是位于居住地沙田的"李广海医馆",一个是位于亚皆老街的"李国韶医馆"。李国韶同时也在佛山市中医院出诊,传承李氏伤科疗伤技能,擅长各种创伤急救、骨折整复、颈椎病、肩周炎、腰腿痛、骨性关节炎、跌打旧患、软组织损伤等疾病的中西医结合疗法。

陈渭良(1938—　　),广东省南海人,广东省名中医、骨伤科主任中医师。师从李广海,现任广东省佛山市中医院名誉院长,上海中医药大学、广州中医药大学兼职教授,第三批全国老中医药专家学术经验继承工作指导老师,全国首批"中医骨伤名师"。主编《骨折与脱位的治疗》,参编《中医病证诊断疗效标准(骨伤科部分)》等多部著作。陈渭良在师承李广海正骨八法的基础上,结合人体解剖生理特点和力学原理,创立了具有岭南特色的正骨十四法。这套手法由 14 个相对独立的操作步骤组成,其中"摸触辨认""擒拿扶正""拔伸牵引"为基础手法;"提按升降""内外推端""屈伸展收""扣挤分骨""抱迫靠拢""扩折反拔""接合碰撞""旋翻回绕""摇摆转动""顶压折断""对抗旋转"为特殊复位手法。该法具有临床操作简便、可操作性强、痛苦小、并发症少、功能恢复好等优点,不仅对新鲜的四肢骨折有效,还可用于陈旧性骨折和一些关节内骨折。该研究成果于1997年获广东省中医药管理局科技成果三等奖。他还开发了外用伤科黄水,为外用中药治疗开放性损伤独辟蹊径。

李家裕(1926—　　　),李广海第九子,曾于广州市十八甫北开医馆行医,创广州西关李氏骨伤。幼承庭训,后入广州市卫生局举办的中医进修班第二班深造,1979年被授予广州市名老中医称号。曾任广州市荔湾区清平卫生院院长和荔湾区医院骨科主任。1954年参加编写《正骨学讲义》,1982年撰写了"肱骨髁上骨折治疗"的学术论文。他重视西学,对人体解剖学、生理学、生物力学均潜心学习,指出:"医之道,在于治症、立法、用药",三者中,治症尤为重要。认为骨伤科必须掌握好经络脏腑、阴阳气血辨证,形成"首辨阴阳、治脾胃为本、内外兼治、筋骨并重、衷中参西"等学术思想。其治疗骨伤有四大特色:一是药物治疗;二是重视手法;三是巧用杉树皮固定骨折及巧妙地进行功能锻炼;四是非手术治疗腰椎间盘脱出症,自成一格。

李家裕儿子李国准承其医术。李国准,广州市荔湾区名中医,岭南著名骨伤科流派李氏骨伤科第四代传人,曾任广州市荔湾区骨伤科医院副院长。主编有《西关正骨:李氏临症经验》,该书结合李氏家传正骨经验,对李氏正骨朴实的学术思想、医疗手法、治疗方药及常用药膳做了介绍。李国准在继承祖传李氏骨伤科学的基础上,与现代医学的诊断学、实验检查学、影像学有机结合,开发出一整套治疗颈椎病、腰椎病、椎间盘脱出等脊柱疾患的手法,提出"通过手法复位,使突出物复位到发病前的神经代偿区域,打破炎症与压迫之间的恶性病理循环"的观点;并根据不同的证型及CT、MRI等现代影像学结果进行定位,分别施以"旋、推、压、扳、抖、牵、按"八法复位。如今,广州西关李氏骨伤科已成为西关高超医术的代名词之一。

5. 蔡忠　蔡忠(1844—1943年),字世昌,广东省海康县(现雷州市)人,清末伤科名家,是蔡氏骨伤流派创始人。他出身贫寒,8岁成为孤儿,11岁便进入戏班学艺,由于爱好武术,为班主所器重。清光绪年间,地方因革命变乱,再随戏班前往南洋在滨城万景戏院演出,艺名"高佬忠"。蔡忠曾拜少林名徒洪熙官的第四代弟子新锦为师,尽得武技医术的奥秘,在新加坡以医济世期间,创制了著名的跌打妙药"万花油",畅销东南亚,赢得医药界的好评。1914年,蔡忠携子女回国定居广州,在八和会馆任教多年,仍以行医为业,在西关丛秀南(今梯云路)设跌打正骨医馆,号名"普生园",每日求诊者络绎不绝,成为民国初年广州西关一带有名的骨伤科医生。由于医术高明,评价甚佳,行医的同时,设厂生产创制跌打万花油,对治疗骨折、脱位、刀伤、火伤等有独特功效,行销国内外,声名远扬,并有"跌打万花油,铁打的市场"之称。1943年春,南返故乡雷州半岛海康县。同年秋,病逝于老家。家传医学,迄今已有四代传人。

过去,南粤一带流传一句家喻户晓的药物民谣:"家有万花油,跌打刀伤不用愁。"指的是广州敬修堂生产久负盛名的跌打万花油。该药已有130多年历史,成分独特,消炎止痛,去肿活血,功效显著,被誉为跌打刀伤的"神药"。风行国内及南亚各地,甚至远销欧美地区,被列为国家中药保护品种,评为中华特色药。该药的创始发明人就是蔡忠。

蔡忠长子蔡杏林(蔡荣的生父)英年早逝。次子蔡景文是蔡氏骨伤流派第二代传人,蔡景文1900年在南洋槟城出生,4岁随蔡忠回广州,成长中得传蔡忠医术。1922年正式在广州医馆行医,代父传授医术予兄之子其生(即蔡荣)及长子其鸿。行医数十年,1939年迁往香港设馆行医。使蔡氏骨伤科医术在粤港两地得到了传播与发展。1979年在香港病逝。

梁敦娴,为蔡杏林夫人(即蔡荣的母亲),是民国时期著名的女骨伤科医生,深得蔡忠医术的真传,民国初年在广州西关丛秀南路跌打正骨"普生园"医馆行医,历任广东航空学校校医和广东省妇女生育互助社医师。是将蔡忠的医术传授给其孙子蔡荣的关键人物之一,是蔡氏骨伤流派的第二代传人。

蔡荣与蔡其鸿(蔡景文之子)同是蔡氏骨伤流派第三代传人。蔡其鸿1921年生于广州,自幼随侍祖父蔡忠身侧,得蔡忠亲授医术。1935年肄业于广雅中学,1939年随父到香港实习骨伤医术。1941年香港沦陷,返回广州。1946年举家搬到香港继续行医。堂兄其生则留守广州。1967年蔡景文退休,蔡其鸿才正式执掌香港医馆,至1995年退休,将祖传骨伤医术延续之责交付其子蔡武平(第四代)。蔡武平为其鸿长子。1943年生于家乡广东海康,幼承家学。1960年已经跟随祖父实习医术。1995年蔡其鸿退休,武平从1960年正式执掌医馆,历35年临床经验,将蔡氏伤科继承并发扬光大,一直至今。

蔡氏骨伤流派第三代传人——蔡荣,生于业医世家,父早逝,母梁敦娴深得家翁真传,从小就得到家庭的精心栽培,在先辈的教诲下,熟读经史百家之书,勤习伤科诊疗技术,打下了良好基础。祖父、叔父与母亲对蔡荣日后行医影响最大。1947年,蔡荣中文大学毕业后,居家与母、弟一起操持日常医馆业务工作。由于疗效显著,药费低廉,更兼对待患者不论贫富贵贱,均能一视同仁,悉心诊治,每遇远道而来的穷苦病家,不但赠医送药,还设茶饭招待,其高尚医德广为人所称道,因此每日来医馆诊者络绎不绝。以蔡荣的中文功底,饱读中医古籍,又在上辈悉心的教导培育下,不断地积累了丰富的伤科临症经验,在主持岭南、南华诊所骨科医师工作中出色地发挥着他的才干。

1958年,蔡荣被聘任为广州中医学院(现广州中医药大学)骨伤科教师。受聘于广州中医学院后,他如鱼得水,将理论与实践相结合,发展和完善中医伤科学病因病机、辨证治法理论。曾发表"脾胃与肾命""伤科内治八法及其临床运用""论伤科病机"等论著及临床医案30余篇,其著作颇有见地,深得中医学界的好评。他一向对教材的编写工作十分重视,曾多次参与编写《正骨讲义》《外科学》《伤科学讲义》《骨科手册》等,并主编全国高等医药院校试用教材《中医伤科学》(第3版、第4版),任《中国医学百科全书:中医骨伤科学》主编。他严以律己,宽以待人,品德高尚,和蔼可亲,能团结周围的人一起工作,毕生兢兢业业,被誉为中医骨伤科"粤海五大名家"之一,使蔡氏骨伤流派在其身上得以发扬。

蔡荣在自己多年的临床实践中,秉承祖辈续筋接骨之良技,兼能博取众家之长。他所经治的骨关节损伤,具有对位满意、功能恢复好、后遗症少的效果,尤擅长用非手术疗法治疗迟缓愈合骨折、股骨颈骨折、骨质增生症等。蔡荣博学、精思,数十年孜孜不倦地研读医学典籍,又勤勤恳恳地应用于伤科临床实践,对中医伤科学病因病机、辨证治法有着独特的见解,在长期的临床实践中,逐渐形成了别具一格的"蔡氏正骨"流派医术。

他在广州中医学院执教多年,为培养下一代人才呕心沥血,主办了全国中医学院外伤科师资班,多期的广东省中医正骨进修班,培养的学生遍布海内外,堪称桃李满园,其中不少佼佼者,均为当今中医骨伤科界的骨干人物,为弘扬中医骨伤科事业,为发展"蔡氏伤科"流派起着重要的作用。

目前"岭南蔡氏伤科"流派的传承人有:蔡武平、岑泽波、肖劲夫、陈基长、张恃达、曾传正、彭文焖、曾昭铎、黄关亮、何晃中、何振辉、黄志河、冯新送、冯信香、彭汉士、明纪绵、刘金文、黄枫、庄洪、梁德等。

蔡荣由博而约，深入浅出，在脏腑学说的基础上，结合伤科特点，总结出伤科的脏腑、经络、皮肉、筋骨、气血精津病机。他认为损伤与脏腑、经络关系极为密切，他在"论伤科病机"一文中指出："脏腑不和，则经络阻塞，气血凝滞，濡养消耗，肢体受损，以致机体失常而引起病变。"又说："损伤之证，恶血留内，不分何经，败血凝滞，从其年属，必归于肝……"引证了《黄帝内经》及历代医著，说明损伤可内传脏腑，脏腑的病变也可引起局部反应的伤损病机。他认为，伤病发生则皮肉、筋骨受损，或损于皮肉，或伤及筋骨，感染或留伏筋骨或阴于皮肉，因而产生一系列病变。对伤病中的皮肉与脾胃，筋骨与肝肾的病机作了详尽论述。他还认为，气血、精津是脏腑功能活动的物质基础，气血、精津的病变，多是伴随皮肉、筋骨、经络、脏腑的伤病而发生，若皮肉受害、筋骨病损，则局部组织为肿为痛，若经络阻塞、脏腑不知，则停积体内化邪为患，以致气血凝滞，或精津亏耗而引起一系列病变。他特别指出，肾藏精、主水，津液生成、分布、调节、转化，都与肾脏有密切关系。又进而阐明了精津的生化，能使皮肤润泽、肌肉丰满、脑髓充盈、筋骨劲强、关节自如；损伤和骨关节病变，亦能导致精津亏耗，体液平衡失调，引起机体病普通，论述了由于挤压伤等伤病或严重创伤感染，而出现涎少、汗少、尿少、口渴、口燥唇干、舌裂无津、皮肤干燥、眼窝凹陷的失水症状，由于创伤失血出现口干烦渴、小便短少、大便秘结等津液不足之候，以及由于创伤、失血引起休克时所表现的神态异常、肢体出汗、皮肤湿润、尿少等征象，均是"精气伤、津液损"和"精津亏耗，则失神"之故，这是对于创伤重症的辨证论治极有指导意义的精辟见解。

蔡荣根据自己对伤科病机的认识，逐步形成了一套颇有特色的伤科辨证和治疗方法。他用中西医结合的诊断方法，把对伤损局部的诊断与八纲辨证、脏腑经络辨证、卫气营血辨证等结合起来。他运用中医伤科的复位、夹板固定、按摩推拿、药物敷贴、熏洗等传统方法有独到的功夫，还以四诊八纲为依据，以中医内治八法为基础，根据伤科的外伤、内损与气血、筋骨、脏腑、经络之间相互关系的特点，以及损伤的表里、虚实、轻重、缓急的证候，总结出伤科内治常用的攻下逐瘀、行气活血、清热凉血、通窍安神、接骨续损、舒筋活络、补益气血、补养肝肾等八法。这些伤科病机和治法，从理法方药方面，为后学者提供了一套较为完整的伤科辨证论治规范。

在伤科的辨证施治中，他尤其推崇薛己以脾胃、肾命为主，重视先天后天，力倡脾胃肾兼补的学术思想，并在自己的临床中加以发挥和提高。他认为损伤连及脏腑，与脾胃、肾命息息相关。对于损伤后期、创伤出血、伤口肉芽不长、骨折迟缓愈合、关节习惯脱位、骨质增生症、肾虚腰痛等病症，常以脾肾论治，不妄用破血逐瘀，而采用补脾、补肾治法而取得卓效。

蔡荣在自己的临床实践中，努力提倡中西医结合，取两法所长应用于临床和教学中。还努力用现代科学方法去总结说明中医的经验。比如，他对杉树皮夹板进行力学测定，从材料力学和肢体内应力方面对杉树皮夹板在临床上的应用给予了肯定。他还进行中西医结合治疗关节内骨折、骨折畸形愈合、骨折迟缓愈合，以及四肢、躯干骨折的临床研究。对于关节内骨折，主张在适当整复与合理固定的前提下，尽早进行功能活动锻炼，取得了功能恢复好、后遗症少的效果。对迟缓愈合的病例，重视补益肾、脾，结合手法、熏洗等，以非手术的方法取得良好疗效。正是他几十年如一日对学术的孜孜探求、创新精神，使他在伤科的理论和临床上都达到了很高的学术水平，为中医伤科学的发展作出了一定贡献。

他对骨折的治疗颇有研究,尤善治疗一些疑难重症。

(1)骨折迟缓愈合:迟缓愈合是骨折中常见的晚期并发症之一,此类骨折,采用非手术疗法,如能正确整复、合理固定、适当锻炼以及运用药物治疗,也能收到良好效果。治疗方法:首先采用手法整复;其次进行夹板固定;再次行功能锻炼,配合点穴和按摩;最后药物治疗。对骨折迟缓愈合的病例,蔡氏在内治上喜用补益气血肝肾、祛瘀接骨舒筋之法,以"肢伤三方"(当归、白芍、熟地、土鳖、自然铜、川续断、骨碎补、木瓜、灵仙)为主方,酌加黄芪、桑寄生之类;外用活血舒筋、祛风通络"骨科外洗一方"(宽筋藤、钩藤、忍冬藤、王不留行、刘寄奴、大黄、防风、荆芥、生姜),如此经 1 个月的治疗,骨折基本上愈合,用 X 线照片复查,均能查见有骨性愈合。之后追踪复查,X 线照片显示骨性连接,患肢功能完全恢复。

(2)骨缺血性坏死:中医无"骨缺血性坏死"病名,而有"骨蚀"之称。《灵枢·刺节真邪》谓:"内伤骨为骨蚀。"骨内伤缺损,故名为"骨蚀"。《素问·痿论》:"肾主身之骨髓。"精血津液本于气之化生,血受气取汁由精气所化生,肾受五脏六腑之精而藏之,以化髓生骨,故肾主骨,生骨髓,其充在骨。若骨折气血受损,导致肾阴亏虚,则内伤骨髓不充,骨失濡养而缺损。本病临床所见,多有肝肾不足证候,气阴两虚舌脉;或虚火上炎,或自汗盗汗,或骨热酸痛,或骨痹痿软。内治宜滋补肝肾、调养气血。外治则行气活血、温经通络,用药熏洗、热熨以及适当的功能锻炼。

(3)颈椎综合征:又称颈椎病。可因外伤后遗、痰浊瘀阻、颈椎劳损、风寒湿痹、肝肾亏损、气血虚弱等因素引起。本病常见于 40 岁以上患者,多属肝肾气血不足,兼有风湿痹证,掣引疼痛,上肢麻痹乏力,甚而肌肉萎缩。内治宜滋养肝肾、补益气血为主,辅以祛风寒湿之品。可用六味地黄汤去丹皮、泽泻,酌加党参、白术、白芷、乌豆衣、桑寄生等药,辨证加减化裁。外治可采用按摩、针灸、体疗等法。

第三节 岭南骨伤的特色

1. 岭南的地域 国医大师邓铁涛教授指出:"岭南医学,不是地方医学,不是搞地方主义,不像地方医学一样偏重于对医学的社会与人文角度的研究,也不是对某一地某一家学术的回顾与传承,它把重点放在了一个大面积的区域范围内,对该地区特有的病证表现和医药运用特点进行探讨,并在其诊疗过程中富有浓郁的地域特色。"岭南骨伤作为岭南医学的分支学科,岭南许多骨伤名家结合本地区具体时宜、地宜,就地取材,创制了许多富有地方特色的医学治疗方法,使岭南骨伤科学具有区别于其他学术流派的地域特色。

2. 岭南气候、地理对伤病的影响 岭南属热带、亚热带气候,日照时间长,气温高,雨量充足,河流纵横,原始森林茂密,毒蛇猛兽和"瘴疠病毒"多。

宋代岭南医家陈昭遇编撰的《太平圣惠方》一书记载了岭南的气候、地理对疾病的影响:"岭南土地卑湿,气候不同,夏则炎热郁蒸,冬则温暖无雪,风湿之气易伤人。"元代岭南医家释继洪的《岭南卫生方》对岭南气候、地理与疾病关系做了专门论述:"至岭南,见外方至者,病不虚日,虽居民亦鲜有不病者。因思岭以外号炎方,又濒海,气常燠而地多湿,与中州异。气燠故阳常泄,而患不降;地湿故阴常盛,而患不升。业医者,苟不察粤地山川窍发之异,有以夺阴阳运历之变,而徒治以中州常法,鲜有不失者。"清代岭南医家何梦瑶的《医碥》也对岭南地域的疾病特点进行记载:"岭南地卑土薄,土薄则阳气易泄,人居其地腠理汗出,气多上壅。地卑则潮湿特盛，晨夕昏雾，春夏淫雨，人多中湿，肢体重倦，病多上脘郁闷，胸中虚烦，腰膝疼痛，腿足寒厥。"由此，历代岭南骨科医家、医著充分体现了《黄帝内经》"因地制宜"的理论思想，重视环境气候对人体质的影响，针对岭南人体质特点，提出了骨科伤病的诊治特色，如：固定应轻盈透气，换药时间为夏三日一换、冬一周一换；外用药，骨伤以水剂易升散，骨病以膏剂当收敛，存药入内；内服药，虚人以补气固卫，实人清利湿热祛邪，瘀肿药配以利水渗出以消肿。这充分体现了《黄帝内经》中"天人相应"思想及岭南中医药文化的地域性。

3. 岭南道地药材　岭南特产药材和民间经验是岭南骨伤科的一大特色，岭南骨科常用的道地药材有：桂南一带出产的道地药材鸡血藤、山豆根、肉桂、石斛、广金钱草、桂莪术、三七、穿山甲等；珠江流域出产的道地药材广藿香、高良姜、广防己、化橘红等；广东新会出产的著名道地药材广陈皮；德庆出产的道地药材何首乌；广西靖西出产的道地药材三七；防城出产的道地药材肉桂和蛤蚧。其中，海南槟榔、阳春砂仁、德庆巴戟天、阳江益智仁亦是我国著名的"四大南药"。岭南道地跌打药材还有透骨消、千斤拔、广海桐皮、过江龙、鸡屎藤、宽筋藤、广地龙、广西青天葵、南宁五爪龙等。岭南骨伤科医家在临床实践中不断总结、吸收民间用药经验，广泛、大量地应用道地药材。如岭南骨伤名家何竹林，往往在选用药物时挑选岭南本土中药材和生草药施治，诸如两面针、路路通、透骨消、毛麝香、过江龙等，其用药精专、疗效显著。又如广东省名老中医、原广州中医学院伤科教研室主任蔡荣教授，善于辨证施治骨伤科疾病，善用岭南中药材藤属药物组成外洗方剂，治验无数。又如广东省名老中医、全国老中医药专家学术经验继承工作指导老师陈基长教授，善用中药犁头草内服外洗治疗急性化脓性骨关节感染等；袁浩教授用海南柳豆叶治创面，研发成治疗股骨头坏死之良药。

4. 兼容并包、医武同源、融会贯通　岭南骨伤流派是结合岭南地区文化特点及各家所长形成的独特群体，集道、佛、儒、医、武于一体，在传统文化熏陶下的医家们崇德厚生，重情守义，以医活人，以武自强，崇文尚武，兼容并蓄，与时俱进。广佛之地是南派武术的主要发源地，像黄飞鸿、王飞龙、苏黑虎、梁坤等武术大家便主要活跃于广佛地区，武术的盛行也使伤筋断骨的情况时有发生，直接推动了伤科正骨的发展，很多武师更是自己掌握了一套疗伤治病的方法。岭南伤科名家多为习武出身，如管镇乾为行伍出身，何竹林8岁起即随广州光孝寺一少林派老和尚习武学医，将武术融于骨伤科治疗中，以精确的手法和独特有效的固定技术著称于世，他曾经说过："南拳北腿，搏击擒拿，可以锻炼人的灵巧和力量，太极气功可以锻炼人的柔韧和气质。此外，还要推杠铃，以练腰腿功，举石锁以练臂力，插沙袋、捏钢球以练指力。"岭南骨伤科按照其传承源流上溯，大致又有南海医家派、行伍兵家派、南少林伤科派，各传承流派间又融会贯通，异彩纷呈。

5. 岭南伤科"三绝"技　岭南伤科在传承过程中逐渐形成了自己独具特色的"三绝"技，即杉树皮夹板、伤科名药、理伤手法，"三绝"技因简、廉、验为世人所重，并以此称著于世。

杉树皮夹板在广州被广泛应用于骨折整复后的固定，与近代广州经商环境有关，广州西关（即今荔湾区），明清以来已成为内通中原、外接海外的中国对外贸易的通商口岸，是广府文化的重要发源地。明清时期，西关是广州的商贸中心，是商贸、居住、租界、粤剧、武馆、饮食、医馆等集中地。当年，西关医馆三大街（龙津路、冼基路、清平路）与杉木栏路（靠近珠江码头，是杉木集市地）相邻，骨伤科医家取材使用杉树皮制作夹板十分便利。杉树皮可就地取材、简便价廉，同时具有可塑性强、韧性足、弹性好、吸附性和通透性佳、质地轻盈、穿透性强等特点，用起来十分顺手，因此，成为我国岭南地区传统正骨外固定的主要材料。杉树皮夹板至今仍在广州中医药大学第一附属医院、佛山市中医院等地广泛使用,其效验可见一斑。

伤科名药是岭南骨伤的又一特色,根据骨伤科的三期辨证理论,即损伤早期运用"攻"法,具体有攻下逐瘀、行气活血、清热凉血,损伤中期用"和"法,具体有和营生新、续筋接骨,损伤后期用"补""温"法,具体有补气养血、补养脾胃、补益肝肾、温经通络,结合天然药物资源配制而成,秘方流传百年,制剂适合岭南气候时令,具有南派药物辛凉祛风、消肿定痛之特点,疗效确切,闻名遐迩。历史悠久的"冯了性风湿跌打药酒"传承近300年,至今仍由大型药厂生产的传统伤科名药有"梁财信跌打丸""伤科跌打丸""701跌打镇痛膏""田七跌打风湿软膏"等均出自岭南伤科名家之手。医院自制剂更是品种丰富,如广州中医药大学第一附属医院的"驳骨油纱""疗筋膏""理伤消肿口服液""双柏散"等,广州市正骨医院的"万应理伤膏""消炎膏",广东省中医院的"龙鳖胶囊",广州中医药大学第三附属医院的"温通膏",广东省第二中医院的"补肾强筋双相胶囊""跌打散瘀胶囊"等都是疗效很好的院内制剂,又保存了岭南骨伤科用药特点与精华。

理伤手法是岭南骨伤的重要组成部分。岭南骨伤向来有以武辅医的传统,理伤手法尤重筋骨解剖,具有复位准确、愈合快的特点。岭南骨伤名家何竹林提到:"不通晓理法方药、辨证施治就不是中医生,不懂理伤手法和夹缚固定就不是骨伤科医生","骨伤科手法要眼到、心到、手到,懂得借助自身的体重,腰力、腿力、手力并用。拔伸牵引的主要力量来自腰腿,推迫捺正的力量来自手指"。由此可见理伤手法在岭南骨科中的重要性。西关正骨"旋、推、顶、压、扳、抖、牵、按"八法独特,传授只能身教,不能言传,学习只可心领神会。代表手法有何(竹林)氏"肩关节脱位旋转复位法""颞颌关节脱位之抹嘴复位法",李氏传人研创出的脊柱疾患整复法等,诸般手法讲究知其体相、辨清伤情、手随心转、法从手出、稳准轻巧,以期方法简单、见效迅速。岭南的理伤手法以师承、带徒、院校教育的形式代代相传,名人名师辈出,在信息发达的网络年代,仍展现其生命力。从杉树皮夹板发展到3D打印夹板,从手法复位到人工智能的整复机器人,将现代科学技术融入岭南骨伤的医技精髓,使岭南骨伤科的诊疗技术不断创新与发展。

6. 岭南骨伤药膳　岭南骨伤科,不仅有内治、外治方法,还有著名的药膳。岭南人将中药与食物相配伍,运用传统的饮食烹调技术和现代加工方法,制成色、香、味、形俱佳,具有保健和治疗作用的食品。岭南地区的民间流传大量的药膳食谱,人们喜欢选用有药用价值的食物,或在汤、粥、饮料,甚至菜肴中加入某些药物,一年四季都有不同的药膳食谱。中医药膳养生保健的理念深入人心,岭南药膳方多数具有鲜明的地方特色,如除湿、治热气等,针对性强。祛湿药膳有:清热利湿的土茯苓苡仁粥、祛湿解毒的土茯苓煲龟汤、健脾渗湿的清补凉汤等。这些药膳遵循中医的整体观念和辨证论治的思想,融合了岭南药材的特色,对于慢性骨髓炎、股骨头坏死、骨折、骨质疏松患者具有重要作用。

总之,岭南骨伤科特色的形成与岭南气候、地理、人文环境及名医发展密切相关。其壮大、成熟的过程,带着深深的"岭南"烙印。岭南骨伤科道地药材、伤科名药、正骨手法、骨伤药膳,正是在该地域发展壮大,对岭南常见骨伤科疾病治疗具有确切疗效的。师者有云:无正骨、理筋之术者,非岭南骨伤科;不善用岭南中药材者,亦非岭南骨伤科者也。岭南骨伤科医家善于辨证应用岭南中药材,配合理筋手法,药膳同治,在广大民众心目中取得了崇高的地位。

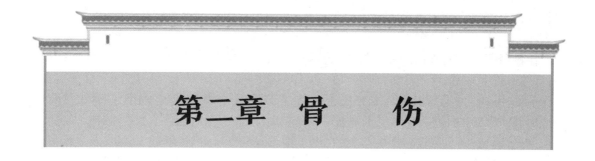

第二章 骨 伤

第一节 上 肢 骨 折

一、肱骨近端骨折

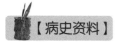【病史资料】

患者,女,67岁,因"外伤致右肩部疼痛、活动受限2小时"来诊。体查:平车入科,右肩部局部肿胀,压痛(+),右肩关节活动受限,右上肢因疼痛拒动,右桡动脉搏动可,患肢手指活动可,末端血运、感觉可,舌淡暗,苔薄黄,脉弦。X线片:右肱骨近端骨质断裂,折端后缘嵌插,折端略向前向内成角(图2-1)。

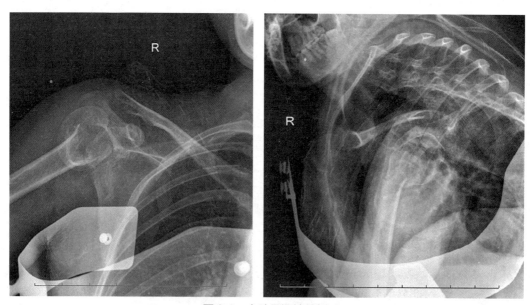

图2-1 右肱骨近端骨折

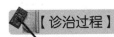【诊治过程】

1. 初诊　患者因"外伤致右肩部疼痛、活动受限2小时"入院,症见:神清,精神可,右肩部肿痛,活动受限,无恶寒发热,无咳嗽咳痰,无恶心呕吐,纳眠可,二便调。综合四诊,本病当属中医"骨折病"的范畴,证属气滞血瘀。结合患者年龄、骨折类型(外展型),本例拟行右肱骨近端骨折手法复位夹板外固定术(图2-2)。

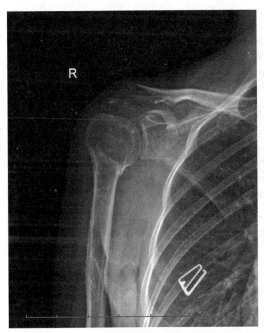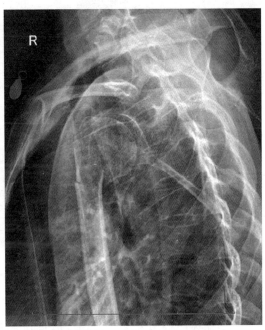

图2-2　右肱骨超肩夹板固定术后

(1)手法复位:患者平卧位,右肩外展70°,屈肘90°,前臂旋后位。一助手固定胸腋部,另一助手紧握右肘及腕部,顺势(上臂外展70°)做相应的对抗牵引;术者用拇指紧按肱骨大结节部,以固定肱骨头,另一手握着肱骨的远折端,使肱骨外髁和肱骨大结节成一直线,在牵引下以远对近进行复位。

(2)夹板固定

夹板规格:长夹板3块,下达肘部,上端超过肩部,夹板上端可钻小孔系以布带结,以便做超关节固定。短夹板1块,由腋窝下达肱骨内上髁以上,夹板的一端用棉花包裹,即成蘑菇头样大头垫夹板。

固定方法:在助手维持牵引下,将棉垫3~4个放于骨折部的周围,短夹板放在内侧,本骨折为外展型骨折,大头垫应顶住腋窝部,并在成角突起处放一平垫,3块长夹板分别放在上臂前、后、外侧,用3条扎带将夹板捆紧,然后用长布带绕过对侧腋下,用棉花垫好打结。每隔3天,解开小夹板更换外敷药,同时检查骨折的对位是否良好,压垫放置是否恰当,以及骨折愈合的程度,夹板固定时间为6~8周(图2-3)。

中药以活血化瘀、消肿止痛为法,给予肢伤一方加减,组方如下:当归12g,赤芍12g,桃仁5g,红花5g,大黄6g,防风10g,甘草6g,生地12g,乳香10g。

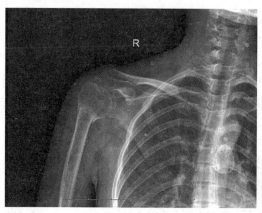
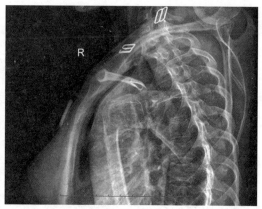

图 2-3 夹板固定后 2 个月复查

2. 二诊 夹板固定后 1 个月复诊,患者右肩疼痛明显减轻,局部稍肿胀,舌暗红,苔白,脉细。继续指导功能锻炼,中药予补气活血养血,舒筋活络为法。组方如下:当归 12g,白芍 12g,川断 12g,骨碎补 12g,威灵仙 12g,川木瓜 12g,天花粉 12g,黄芪 15g,熟地 15g。

3. 三诊 夹板固定后 2 个月复诊,患者右肩无局部肿痛。复查 X 线片见骨折端骨痂生长,骨折无移位,解除夹板固定,指导功能锻炼。解除固定后选用骨科外洗一方、骨科外洗二方熏洗。

4. 四诊 术后 1 年复诊,患者做肩关节活动恢复如常,无局部肿痛,可进行日常体力活动。

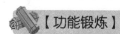

【功能锻炼】

初期先让患者做握拳,屈伸肘、腕关节,舒缩上肢肌肉等活动,3 周后练习肩关节各方向活动,活动范围应循序渐进。在 8 周左右即可解除外固定,解除固定后加大肩关节活动的范围,继续手部及肩臂肌肉力量训练,可辅助健身操等。锻炼过程中应配合中药熏洗,以促进肩关节功能恢复,功能锻炼活动对老年患者尤为重要。

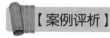

【案例评析】

肱骨近端骨折的受伤机制是由于患肩处于外展位同时后伸,然后肘部着地致伤,不可避免地受到传导暴力的作用,进而迫使肱骨头冲破前下方关节囊,穿行肱二头肌短头与喙肱肌的深面,形成喙突下或盂下脱位。因暴力继续冲击,使肱骨颈部受外翻成角应力,造成肱骨外科颈骨折。手法复位超肩关节夹板外固定疗法既能避免肱骨头发生再滑脱及骨折端移位,达到有效固定,又能使患者进行早期功能锻炼,促进肿胀消退,预防关节粘连、肌肉萎缩、骨质疏松,有利于骨折的愈合和肩关节功能的康复,该方法简单、安全、经济,是治疗肱骨近端骨折较好的方法。

临床上整复有移位的肱骨近端骨折,由于骨折后的肢体移位会使肱二头肌腱的长头卡压在骨折端的中间,给闭合复位造成一定障碍。故遇到此类情形时,宜在整复时先做上臂轻柔的顺势牵引,并使上臂做外旋伸肘动作以解除肌腱卡压,然后使两折端在肱骨大结节和肱骨外髁的轴线下对位,牵引维持于上臂外展位,以防上臂内收所致的折端再度移位。外展型骨折应使肩关节保持在内收位,切不可做肩外展抬举动作,尤其在固定早期更应注意这一点,以免骨折再移位。

二、肱骨干骨折

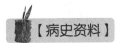

【病史资料】

患者,男,64岁,因"跌倒致左上臂肿痛,畸形2小时"来诊。体查:左上臂中段肿胀,局部压痛(+),局部及纵向叩击痛(+),可触及骨擦感,肘后三角关系正常,左肱、桡动脉搏动正常,肢体末端血运、感觉正常,左腕、掌指及指间关节活动功能正常,舌暗红,苔薄黄,脉紧。X线片:左肱骨中上段斜形骨折,骨折的对位对线差(图2-4)。

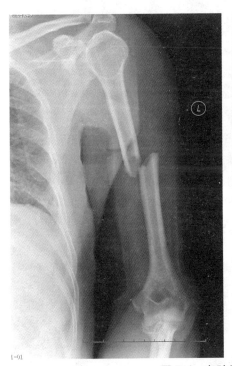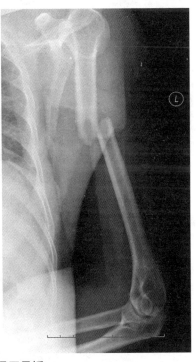

图2-4 左肱骨干骨折

【诊治过程】

1. 初诊 患者因跌倒导致左上臂肿痛畸形,局部疼痛肿胀及叩击痛明显,可以触及骨擦感。结合上臂X线表现,综合四诊,本病当属中医"骨折病"的范畴,证属气滞血瘀,西医诊断:左肱骨干骨折。

结合患者年龄、骨折的部位及类型,予微创手术治疗,行闭合复位经皮顺行髓内钉内固定术(图2-5),术前上臂肿痛明显,给予夹板临时固定,同时桃红四物汤加减内服以活血消肿止痛。组方如下:熟地黄15g,当归10g,白芍15g,川芎10g,桃仁5g,红花5g,茯苓10g。术后常规预防感染,中药行气活血化瘀,消肿止痛治疗,予肢伤一方加减,连续服用7天。组方如下:当归12g,赤芍12g,桃仁5g,红花5g,大黄6g,防风10g,甘草6g,生地黄12g,乳香10g。

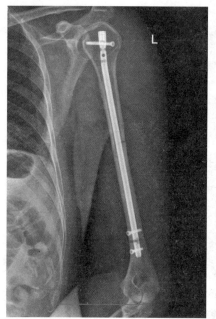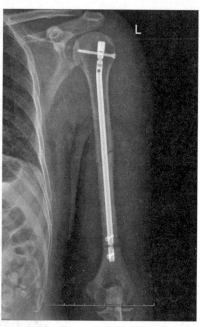

图 2-5 髓内钉固定术后 X 线片

2. 二诊 术后 1 个月复诊,患者左上臂疼痛消失,局部稍肿胀,肩肘关节活动良好,日常活动基本自理,舌暗红,苔白,脉细。继续指导功能锻炼,中药行补气活血养血,舒筋活络为法。组方如下:当归 12g,白芍 12g,川断 12g,骨碎补 12g,威灵仙 12g,川木瓜 12g,天花粉 12g,黄芪 15g,熟地 15g。

3. 三诊 术后 1 年复诊,患者左上臂功能恢复,可进行日常体力活动。复查 X 片见:骨折愈合,断端大量骨痂生长(图 2-6)。

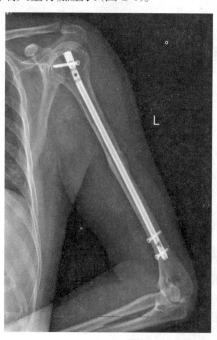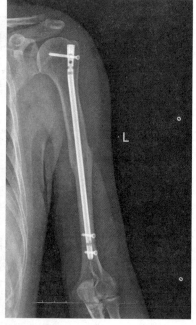

图 2-6 术后 1 年复查 X 线片

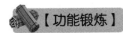 **【功能锻炼】**

术后悬臂带悬吊固定 3~4 周。

练功顺序：术后即行腕部及各指间关节的伸屈及握拳训练；术后 3 天进行肘关节屈伸活动、肩关节外展功能训练；术后 1 周进行肘关节屈伸锻炼；3 周后配合活血通络中药外用熏洗，促进关节功能的恢复。术后 1 年随访骨折愈合，肩、肘关节功能恢复良好。

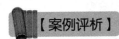 **【案例评析】**

肱骨干骨折目前治疗方法较多，非手术治疗方法多采用夹板固定。由于肱骨干骨折后轻度的成角或短缩，对上臂功能影响不大，非手术治疗方法成为以往肱骨干骨折治疗的主要手段。但采用外固定治疗稍有疏忽或缺乏经验容易出现骨折端分离或骨折再移位，对康复训练不利。

闭合复位髓内钉内固定技术，是肱骨干骨折常用的治疗方法。本病例为肱骨干上段骨折，骨折不稳定。非手术治疗不容易维持对位，不利于早期功能锻炼。采用闭合复位带锁髓内钉内固定术，减轻了对骨折端的血运破坏，同时有利于骨折端的愈合，内固定的形式便于功能锻炼。

本例骨折的治疗，综合运用了中医骨伤的诊疗方法，术中复位最为关键，术者须有丰富的中医正骨手法经验，在术中运用手摸心会、拔伸牵引、旋转回绕、摇摆触碰等手法，使骨折复位。施法中避免粗暴，要注意过于猛烈的牵引及挤按，容易造成桡神经损伤。根据骨折三期辨证用药，受伤早期及术后气血受损、气滞血瘀，以活血祛瘀、消肿止痛为法；中期伤肢肿痛渐消，折端连接，骨未长坚，宜活血通络止痛，续筋接骨；后期则以补益气血、滋养肝肾为法。在康复过程中，应按"动静结合"的理念，分期渐进，稳定骨折端的同时，注意肩、肘关节的功能恢复与上肢肌肉的锻炼，配合活血通络中药的外用熏洗，有利于关节功能的恢复。

三、儿童肱骨外髁骨折

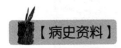 **【病史资料】**

患者，男，7 岁 10 个月，因"跑步不慎跌伤致右肘部肿痛活动受限 5 小时"来诊。体查：右肘部疼痛，活动受限，外侧髁部压痛明显，扪及骨块隆突，骨擦感，右上肢末端各指活动可，血运好，舌质淡、苔薄白，脉弦。X 线片检查：右肱骨外髁骨折，骨块向外翻转移位（图 2-7）。

【诊治过程】

1. 初诊　在急诊行肱骨外髁骨折手法复位术，过程顺利，患肢外敷伤科黄水纱（佛山市中医院制剂），夹板外固定（图 2-8）。

2. 二诊　复位后 3 天，右肘部肿胀，未见张力性水疱，手指活动及血运好，换药，伤科黄水纱外敷，维持夹板外固定。其中内外侧用超肘关节夹板，后方用腕背侧 - 前臂 - 上臂全长直角夹板，固定前臂在旋前位，并在屈肘位用"8"字包扎固定；外侧髁部以棉垫斜向放置于外侧髁到桡骨小头之间。绑扎后检查松紧度，观察 20 分钟，确认伤肢血运良好，无异常才离院。

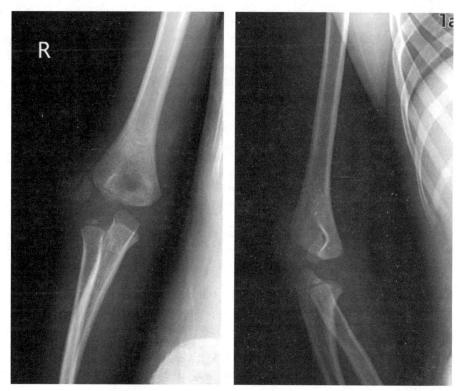

图 2-7 右肱骨外髁骨折,骨块向外翻转移位

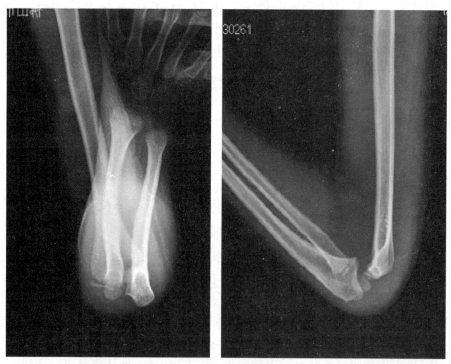

图 2-8 复位固定后复查 X 线片,示:右肱骨外髁骨折,翻转移位纠正,骨折对位好

其后每隔3天换药、夹板外固定一次,换药时要注意肘关节在深屈曲旋前位,检查外侧髁部骨嵴的连续性,以判断外髁是否有再移位。

3. 三诊 复位后6周,拆除夹板外固定,复查X线片:肱骨外髁骨折端对位良好,骨折线有骨痂形成,干骺端骨折线模糊(图2-9)。

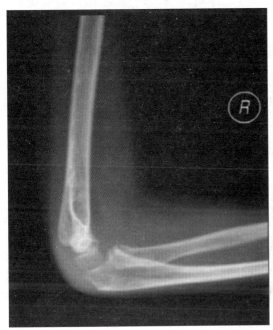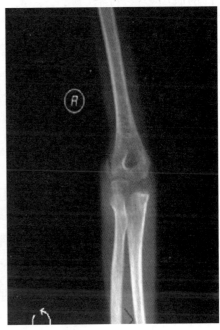

图2-9 复位后6周右肘X线片

4. 四诊 复位后3个月,肘部无疼痛不适,肘关节屈伸功能恢复好(图2-10)。

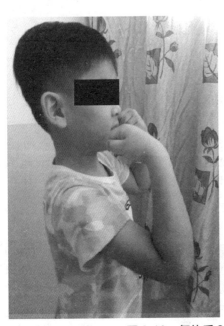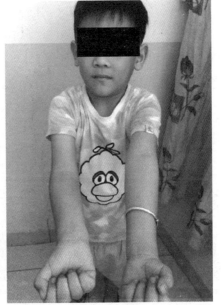

图2-10 复位后3个月患者双臂照片

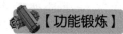
【功能锻炼】

初期先让患者握拳,可做耸肩活动,舒缩上肢肌肉,活动范围循序渐进。此类骨折一般在4周左右即可解除外固定,解除固定后开始腕及肘关节的活动,继续加强手部及肩臂部的肌肉力量,可辅助健身操等。锻炼过程中可配合中药熏洗,以促进肘关节功能恢复。

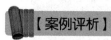
【案例评析】

本案的关键是复位技巧,临床上复位的顺序是:按照从Ⅲ度到Ⅱ度,再到Ⅰ度的思路进行,"屈伸展收""内外推端""接合碰撞"等手法灵活运用,手随心转、法从手出,最终复位成功。

具体操作:手法复位前仔细检查体征、阅读影像片,在头脑里形成骨折移位情况的形象,谨记复位的顺序和要领。下手要轻柔,先将骨块翻转至远近骨折面相对,再将骨块推到后方,此时由Ⅲ度移位变成Ⅱ度移位,再利用前臂的旋转、肘关节的屈伸作用,术者拇指将骨块复位进关节,变成Ⅰ度移位。最后在固定骨块的时候,利用肘部屈伸时产生的负压,将骨折端血液挤到关节外,达到"解剖对位"。

本例复位过程体现了轻柔迅捷的复位技巧,对骨和软组织的损伤达到最小,若能在后期良好外固定直至骨性愈合,不失为治疗儿童外髁骨折的最佳方法。肱骨外髁翻转骨折复位成功的外部因素主要是受伤后到复位时间尽量要短,此时肘关节内出血尚少,若血凝块增多、软组织肿胀明显,复位将更加困难。尽量避免反复尝试暴力整复,以免加重骨骺和关节面软骨损伤。

外髁骨折的移位,是肘关节外侧的伸肌腱附着点牵拉骨块所致,即使复位,骨块仍会漂浮于关节内凝血块中,是造成骨折端不稳定的重要因素,临床应多加注意。

四、儿童肱骨髁上骨折

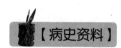
【病史资料】

患者,男,4岁,因"跌倒致左肘关节疼痛、活动受限2小时"来诊。家属诉患儿2小时前骑自行车左手着地,肘关节伸直位跌倒受伤。体查:左肘"靴状畸形",局部轻度肿胀,皮肤未见破损,触及异常活动,肘后三角关系正常,左肘关节活动受限,左手拇指背伸、拇对掌、并指、分指正常,可触及桡动脉搏动,末端血运、感觉正常。舌质淡、苔薄白,脉弦。X线片检查:左肱骨髁上骨折,远折断向后上方、尺侧移位,肱骨前线偏离(图2-11)。

【诊治过程】

1. 初诊 患儿4岁,有明确外伤史,跌倒致伤,暴力通过手、前臂传导至肘部,致肱骨髁上骨折,骨折使局部经脉受损,血溢脉外,血不归经,血溢即为瘀血,故局部肿胀;瘀滞不通,气机不畅,不通则痛,故出现肢体疼痛;骨折肢体失去支撑,故活动受限;舌质淡、苔薄白,脉弦,属于气滞血瘀之象。四诊合参,中医诊断:左肱骨髁上骨折(伸直尺偏型),证型:气滞血瘀;西医诊断:左肱骨髁上骨折(Gartland Ⅲ型)。给予手法整复,油布(广州市正骨医院本院制剂)

外敷,小夹板肘关节屈曲 90° 前臂旋后位超腕关节固定,破血去瘀合剂(广州市正骨医院本院制剂)口服,嘱家长 3 天后复查,指导患儿行左手握拳运动,观察指端血运、感觉及活动情况,警惕 Volkmann 缺血性肌挛缩。手法整复后见图 2-12、图 2-13。

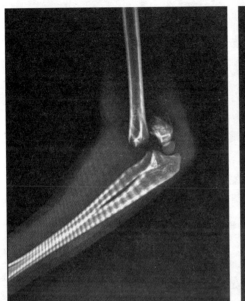
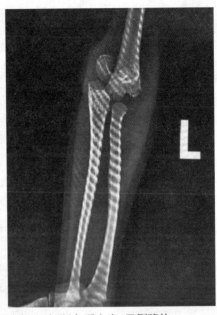

图 2-11　左肱骨髁上骨折,骨折向前成角,远折断向后上方、尺侧移位

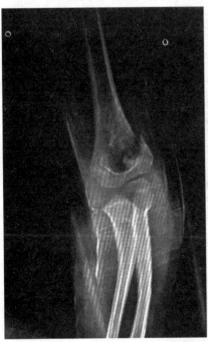
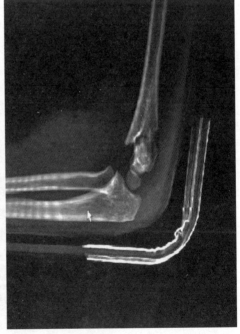

图 2-12　左肱骨髁上骨折,骨折对位对线尚好

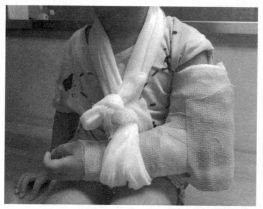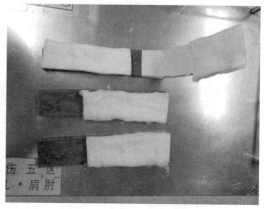

图 2-13　手法整复后的固定外观及院内自制小夹板

2. 二诊　手法复位后第 3 天,左肘前侧、后侧散在性瘀斑,中度肿胀,X 线侧位片显示骨折存在轻微轴向移位,再次给予手法调整,调整夹板固定,油布外敷,口服破血去瘀合剂,嘱家长指导患儿行左手握拳锻炼。X 线片正侧位片如图 2-14 所示,嘱咐 3 天后复诊。

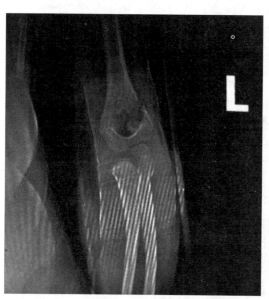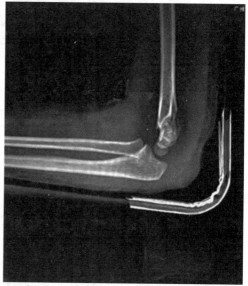

图 2-14　左肱骨髁上骨折复查,对线良好

3. 三诊　手法复位后第 6 天,左肘轻度肿胀,瘀斑散退,X 线片复查如图 2-15 所示,给予更换夹板,油布外敷,调整夹板松紧度,继续强化左手握拳锻炼,口服破血去瘀合剂,4 天后复诊。

4. 四诊　手法复位后第 10 天,轻度肿胀,瘀斑已退,未触及骨擦音,X 线片复查如图 2-16 所示,调整夹板时适当屈伸肘关节,以防关节僵硬、关节囊挛缩,继续油布外敷,行左手握拳锻炼,嘱咐 3 日后复诊。

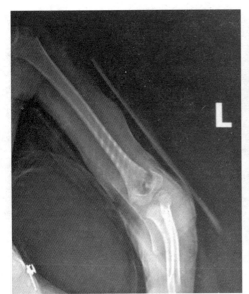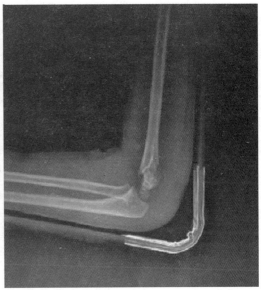

图 2-15　左肱骨髁上骨折复查,与上次比较,骨折端尚清晰

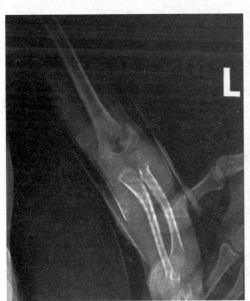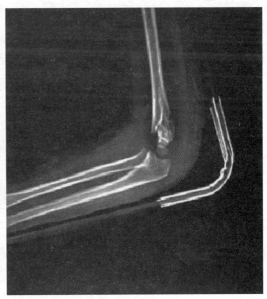

图 2-16　左肱骨髁上骨折复查,骨折端对位对线尚好

5. 五诊　手法复位后第 13 天,轻度肿胀,未触及骨擦音,拍片复查,如图 2-17 所示,调整夹板,手法调整骨折端,维持牵引下适当屈伸活动肘关节,加强左手握拳锻炼,给予口服舒筋合剂,交代患儿家属 2 周后复诊。

6. 六诊　手法复位后第 30 天,左肘肿胀已消,无压痛,拍片复查(图 2-18),有骨痂生长,拆除部分夹板,指导患儿行左肘屈伸功能锻炼,给予口服补筋合剂,1 个月后回院复诊。

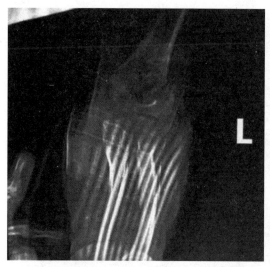
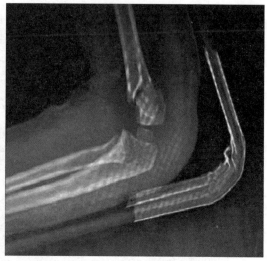

图 2-17 骨折端对位对线较前改善,有骨痂生长

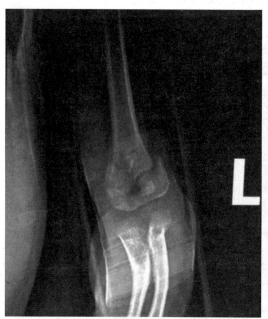
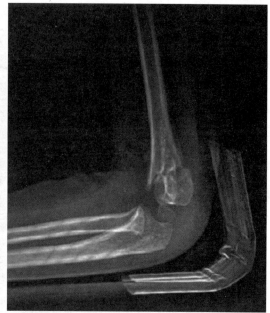

图 2-18 骨折端对位对线尚好,骨折线模糊,明显骨痂生长

7. 七诊 手法复位后第 60 天,左肘无肿胀,无压痛,拍片复查(图 2-19),骨痂生长,拆除剩余夹板,指导患儿行左肘屈伸功能、完全负重功能及加强左上肢肌力锻炼,3 个月后回院复诊,评估功能康复情况。

8. 八诊 手法复位后 5 个月,骨性愈合,左肘功能评估,如图 2-20、图 2-21 所示,患儿左肘屈伸、旋转活动较对侧无明显差异,无遗留并发症。1 年后随访,患儿家属诉左肘功能与右侧无差异,无肘外翻、内翻发生,无其他特殊不适,对治疗结果较为满意。

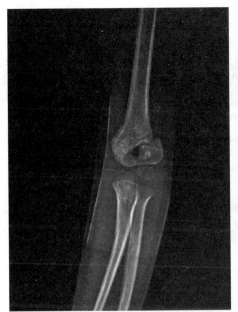
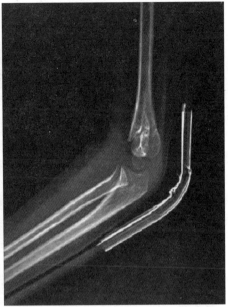

图 2-19 骨折端对位对线尚好,骨折线模糊,明显骨痂生长

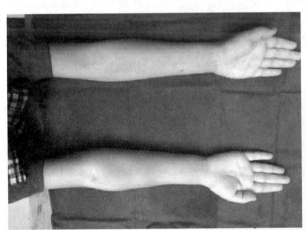
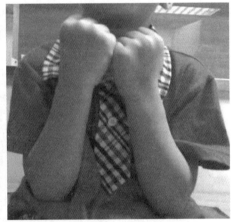

图 2-20 骨折后 5 个月左肘关节屈伸功能评估

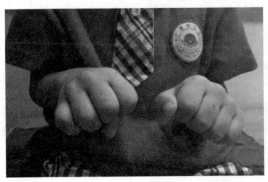
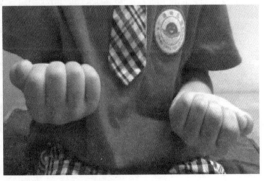

图 2-21 骨折后 5 个月左肘关节旋转功能评估

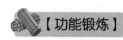【功能锻炼】

第一阶段(骨折后 1~3 周):这一时期的骨折端很不稳固,骨折易移位,功能训练仅限于上臂的肌肉力量锻炼,正确指导、鼓励儿童多行握拳动作,以及腕部关节的伸屈动作,禁止肘部关节进行任何活动,避免移位,严密观察患儿的肢端血运感觉及活动情况,谨防 Volkmann 缺血性肌挛缩。

第二阶段(骨折后 4~8 周):固定 4 周后可解除夹板,此时除早期功能训练内容外,需要增加肘部关节屈伸活动,但对于伸直型骨折的儿童,在肘部关节活动时禁止过度舒展,对于屈曲型骨折的儿童,则禁止过度屈曲。

第三阶段(骨折 9~11 周):这一时期功能训练的重点是加强肘部关节的运动,以及上肢负重锻炼,继续中期的功能训练内容,对肘部关节功能恢复不理想的儿童可以配合中药熏洗加手法松解,以促进功能恢复。

重点强调:分期功能锻炼需要循序渐进,掌握各期锻炼的重点,以度为衡,是本案成功的关键。

【案例评析】

儿童肱骨髁上骨折的治疗方法很多,如闭合复位固定、手术治疗及尺骨鹰嘴牵引治疗等,临床效果不一。手法整复、小夹板固定、三期辨证施治是常用方法。

本案的儿童肱骨髁上骨折诊治具有岭南骨折治疗特色。除手法夹板固定用药外,随诊及时处理亦十分重要,如:夹板屈肘 90°、前臂旋后位三维固定,根据伤肢肿胀情况随时调整夹板松紧度,既可以起到矫枉过正的作用,又可预防骨 - 筋膜室综合征的发生。在夹板外固定时间内指导患儿进行握拳训练,可促进肢体增力效应,改善骨折周围组织水肿。在夹板外固定解除后,应该进行肢体的功能恢复训练,使关节活动度尽快恢复,也使相关的肌肉群得以舒展,避免痉挛,利于关节功能的尽早恢复。训练过程中,不可野蛮粗暴,动作讲究慢、柔、有力,刚柔并进,以患者易于接受为宜,以防创伤性骨化性肌炎的发生。制订合理的康复训练计划,稳步推进,切忌操之过急。

杉树皮小夹板具有质轻、弹性、韧性、可塑性及通透性好的特点,且容易制作、取材方便,是治疗小儿骨折的首选外固定材料。同时在实际治疗中,小夹板制成 L 形超肘腕关节固定,效果如同管形石膏,可增加固定的稳定性,使前臂、上臂成为一个整体,克服了重力倾向、内倾剪力及睡觉时前臂上肢内旋对远折端的影响,方法简单,疗效确切。

五、尺桡骨干骨折

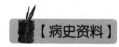【病史资料】

患者,女,15 岁,因"骑车摔伤致右前臂肿痛、畸形 6 小时"就诊。体查:右前臂肿胀、畸形,扪及骨擦感,异常活动,纵轴叩击痛(+),右桡动脉搏动良好,右掌指关节、指间关节活动功能正常,感觉未见异常,舌质红,苔薄白,脉涩。急诊 X 线片提示:右尺桡骨干中下段骨折,远折端向桡侧、掌侧移位(图 2-22)。

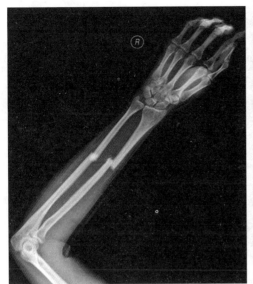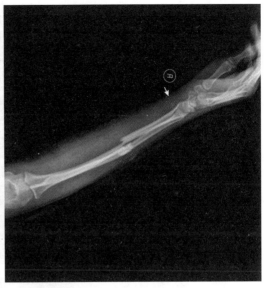

图 2-22 右尺桡骨干骨折

【诊治过程】

1. 初诊 有明显外伤史,右前臂肿痛、畸形、活动受限。体查:局部可扪及骨擦感,异常活动,纵轴叩击痛(+),结合前臂 X 线片表现,诊断为"右尺桡骨干骨折"。中医诊断属"骨折病"范畴,证属气滞血瘀。

该病例为前臂尺桡骨干骨折,治疗上可选择闭合复位夹板外固定或闭合复位 + 弹性钉内固定,本患者为大龄儿童的尺桡骨骨折,容易再次移位且固定时间长无法早期功能锻炼,故选择了闭合复位 + 弹性钉内固定的治疗方法。

术前夹板临时固定,完善术前相关检查,在 X 线正侧位片上测量髓腔直径,髓腔最狭窄部的直径将决定弹性钉的尺寸,根据测得的数据拟定备用弹性钉的规格。

手术过程采用臂丛麻醉,术中首先应用岭南正骨手法"拔伸牵引,端挤提按,折顶复位"闭合手法复位成功后,分别于桡骨远端桡背侧及尺骨鹰嘴骺板以远桡背侧切口,开路,置入弹性髓内钉,根据术中 X 线透视位调整弹性髓内钉的位置,使髓内钉的顶端能相向而立,这样能对骨间膜提供弧形的支撑作用,前臂骨也能恢复其生理弯曲的形状(图 2-23)。

术后予石膏辅助固定,嘱患者行抓握拳训练以促进消肿。根据骨折三期辨证用药,予活血化瘀,行气止痛之法,方用桃红四物汤加减:熟地黄 10g,当归 10g,白芍 10g,川芎 8g,桃仁 6g,红花 6g,太子参 15g,山药 10g,甘草 5g。

2. 二诊 术后 2 周复诊,见伤口愈合良好,患肢肿胀明显消退,腕肘关节活动轻度受限。治疗:伤口拆线,嘱其行腕、肘关节伸屈训练;药物:予中成药理伤消肿口服液(广州中医药大学第一附属医院院内制剂)活血化瘀,配合祛风通络散(广州中医药大学第一附属医院院内制剂)熏洗,促进功能康复。

3. 三诊 术后 4 周复诊,骨折端无明显压痛,腕、肘关节屈伸功能基本恢复正常,前臂旋转功能轻度受限。治疗:嘱其行前臂旋转功能训练,继续予中成药祛风通络散熏洗通利关节,促进功能康复。

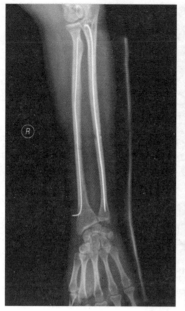
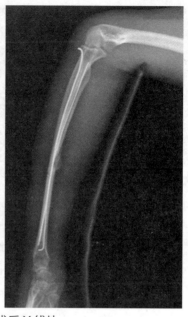

图 2-23 术后 X 线片

4. 四诊 术后 11 个月复诊,骨折端无任何压痛,患肢功能完全恢复正常。X 线片提示:骨折已骨性愈合(图 2-24)。处理上予行弹性钉取出术(图 2-25)。

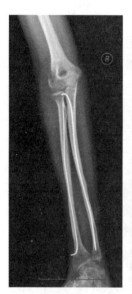
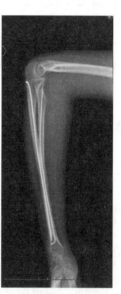
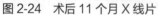

图 2-24 术后 11 个月 X 线片

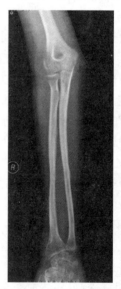
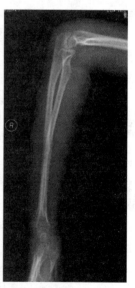

图 2-25 内固定取出后 X 线片

【功能锻炼】

术后予石膏辅助固定 2 周,石膏固定期间鼓励患者行抓握拳训练,2 周后去除石膏,可行腕肘关节屈伸功能训练,术后 4 周开始行前臂旋转功能训练,功能锻炼期间配合祛风通络散熏洗通利关节,促进关节功能康复。术后 11 个月行内固定取出,功能恢复良好。

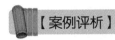【案例评析】

尺桡骨干骨折是前臂常见骨折,多见于青少年,根据暴力性质不同,尺桡骨的骨折线水平有所不同,直接暴力所致骨折的尺桡骨骨折线常在同一水平,而间接暴力则骨折线常表现为一高一低。前臂骨折在拍X线片时,必须包含上下两个关节,以排除合并关节脱位的情况。

尺桡骨折的治疗目标是恢复长度、力线和旋转,治疗方法有手法整复夹板或石膏固定,手术切开复位内固定或闭合复位弹性髓内钉内固定。

尺桡骨干骨折的治疗无论是选择夹板还是石膏固定,都存在稳定性方面较难控制的问题,特别是大龄儿童再移位的发生率较高;切开复位内固定能够获得很好的复位和稳定固定,但由于该手术创伤大,存在伤口感染风险,并且局部血运的破坏,不利于骨折愈合。

本案选用手法闭合复位 + 弹性髓内钉内固定,其优势在于:既能够维持稳定性,又可避免破坏骨折端局部血运的不足,是一种不错的选择。本次治疗创伤小,效果好,体现了现代医学的固定理念,又较好地结合了中医正骨手法,是目前儿童尺桡骨干骨折使用较多的一种微创治疗方法。

本案例的特色是将岭南正骨手法与现代微创治疗技术结合起来,配合中药三期辨证用药,充分体现了岭南伤科"筋骨并重,动静结合"的治疗原则。在功能康复过程中,注重岭南伤科中成药的应用,通过药物熏洗,祛风通络,通利关节,促进关节功能的快速康复。

六、桡骨远端骨折

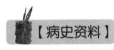【病史资料】

患者,女,56岁,因"摔倒致左腕关节疼痛、活动受限1天"来诊。症见:左腕部临时夹板固定,局部肿胀、疼痛、活动受限。体查:左腕关节肿胀、畸形,未见瘀斑及张力性水疱,压痛(+),可扪及骨擦感,活动受限,左上肢肢端血运、感觉、活动正常,舌淡暗,苔薄白,脉弦细。左腕部X线片:左桡骨远端骨质断裂,远段向桡侧移位,成角不明显,部分骨皮质嵌插重叠,左侧尺骨茎突撕脱性骨折(图2-26)。

【诊治过程】

1. 初诊 因摔倒致左腕疼痛畸形,局部肿胀及叩击痛,触及骨擦感,结合X线片,诊断为左桡骨远端骨折合并尺骨茎突骨折。综合四诊,本病当属中医"骨折病"的范畴,证属气滞血瘀。结合患者的年龄,骨折的部位及类型,本案例拟行手法复位夹板外固定术。

(1)复位及固定方法:复位时一助手握住伤者的上臂,术者两拇指并列置于远端背侧,其余四指置于其腕部,扣紧大小鱼际肌,先顺势拔伸2~3分钟,待重叠移位完全纠正后,将远端旋前,并利用牵引力,骤然猛抖,同时迅速尺偏掌屈,使骨折复位。固定时另一助手在骨折远端背侧及近端掌侧分别放置一平垫,然后放上夹板,夹板上端达前臂中上1/3,桡背侧夹板下端应超腕关节,限制手腕的桡偏和背伸活动,扎上三条布带,最后将前臂悬挂于胸前,复查左腕X线片,见骨折对位对线良好(图2-27)。

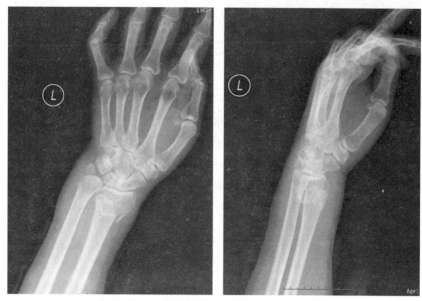

图 2-26 左桡骨远端骨折合并尺骨茎突骨折

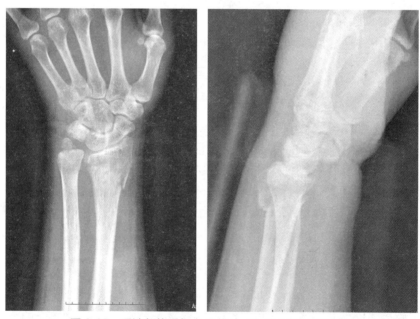

图 2-27 手法复位后复查 X 线片,见骨折对位对线良好

(2)中医药运用:按骨折三期辨证用药,早期因气血受损、气滞血瘀,以活血祛瘀、消肿止痛为法,用肢伤一方加减,连续服用 7 天。组方如下:当归 12g,赤芍 12g,桃仁 5g,红花 5g,大黄 6g,防风 10g,木通 10g,甘草 6g,生地 12g,乳香 10g。

2. 二诊 夹板固定 8 天复查,左腕部疼痛较前明显减轻。体查:左腕部维持夹板固定,肿胀开始消退,仍疼痛,活动受限,压痛(+),末梢血运、感觉良好。复查 X 线片:左桡骨远端粉碎性骨折对位对线良好,左侧尺骨茎突骨折(图 2-28)。中药继续给予肢伤一方加减,连续服用 7 天。

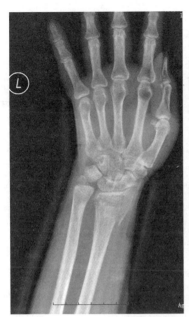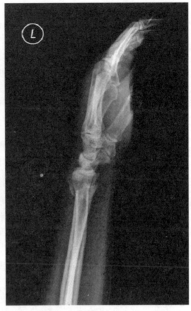

图 2-28 手法复位后 8 天的 X 线片

3. 三诊 夹板固定 49 天复查,左腕部无疼痛。体查:左腕部维持夹板固定,压痛不明显,末梢血运、感觉良好。复查 X 线片:左侧桡骨远折端稍向桡侧移位,折端未见明显成角,骨折端见少许骨痂生长,骨折线略显模糊(图 2-29)。因骨折有骨痂生长,给予去除夹板,指导患者功能锻炼;用祛风通络散外洗通筋活络;中药以祛瘀生新,舒筋活络为主,予肢伤二方加减:当归 12g,赤芍 12g,川断 12g,威灵仙 12g,薏苡仁 30g,骨碎补 12g,五加皮 12g,桑寄生 30g。

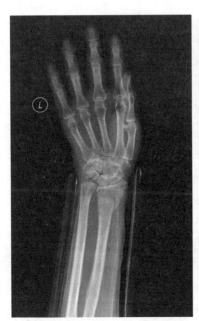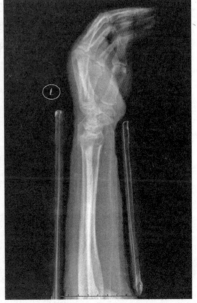

图 2-29 手法复位后 49 天,X 线片见骨折有骨痂生长

【功能锻炼】

桡骨远端骨折复位固定后必须仔细观察手部的血液循环情况,随时调整夹板的松紧度,将患者保持在旋后 15° 或者中立位,纠正骨折再移位倾向,固定后必须积极做指间关节、指掌关节屈伸锻炼及肩肘部活动,7 周解除外固定,做腕关节屈伸和前臂旋转锻炼。

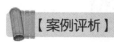

【案例评析】

桡骨远端骨折,是指腕关节以上 3cm 以内的骨折,该处是松质骨与密质骨交界处,易发生骨折,此处发生的骨折约占全身骨折的 1/6,好发于中老年人,女性多见。该骨折主要分为伸直型和屈曲型两大类,其中伸直型骨折最常见,多为间接暴力所致。伸直型为跌倒时腕关节处于背伸及前臂旋前位,手掌着地,暴力集中于桡骨远端松质骨处而引起骨折,骨折远端向背侧及桡侧移位;屈曲型骨折较少见,发生原因与伸直型骨折相反,跌倒时手背着地,骨折远端向掌侧及尺侧移位。老年人由于骨质疏松,轻微外力即可造成骨折,且常为粉碎性骨折,骨折端因嵌插而短缩。粉碎性骨折可累及关节面或常合并尺骨茎突撕脱骨折及下尺桡关节脱位。

桡骨远端骨折有典型的症状、体征,受伤后腕部疼痛、肿胀,活动受限,可有餐叉样畸形及枪上刺刀状畸形,X 线片可确诊,对可疑骨折和粉碎性骨折应进行腕部 CT 加三维重建了解关节面的情况。桡骨远端骨折的治疗可分为非手术治疗与手术治疗,其中对于无移位的骨折可行夹板固定 4~6 周,对于关节外的骨折以及关节面无塌陷的骨折,优先考虑手法复位夹板外固定术;对于手法复位欠佳,又涉及关节面且粉碎的骨折,或者是开放性骨折,通常采取手术治疗。本例为左桡骨远端伸直型骨折,未波及关节面,属于关节外骨折,所以采用非手术治疗,予手法复位夹板外固定术。

本例骨折综合运用了中医药的诊疗方法。复位操作中,要根据骨折的类型运用拔伸牵引、回旋挤压触碰等手法,动作一定要轻柔,尤其是对于老年患者,由于皮肤菲薄,当屈腕尺偏时容易造成皮肤的撕裂。同时,根据骨折三期辨证用药,受伤早期气血受损、气滞血瘀,以活血祛瘀、消肿止痛为法;中期伤肢肿痛渐消,折端连接,骨未长坚,宜活血通络止痛,续筋接骨;后期则以补益气血、滋养肝肾为法。在康复过程中,时刻谨记动静结合的理念,分期渐进,稳定骨折端的同时,配合活血通络中药的外用熏洗,有利于关节功能的早期恢复。

第二节 下 肢 骨 折

一、股骨转子间骨折

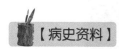

【病史资料】

患者,男,79 岁,因"跌倒致左髋部肿痛,活动受限 3 小时"来诊。症见:左髋部肿胀、疼痛,活动受限,左下肢外旋短缩畸形。既往有糖尿病史 10 余年,高血压病史 20 余年,药物控制良好。体查:左髋部肿胀,压痛(+),大转子及左下肢纵向叩击痛(+),局部可触及骨擦感,左下肢稍外旋短缩畸形。左足背动脉搏动正常,末端血运、感觉正常,左足各趾活动功能正常,舌质暗红,苔薄白,脉弦紧。X线片:左股骨转子间骨折,顺转子型,并见小转子劈裂(图 2-30)。

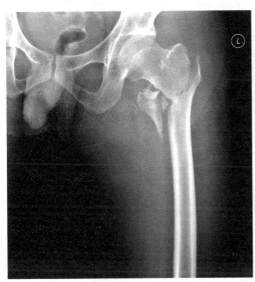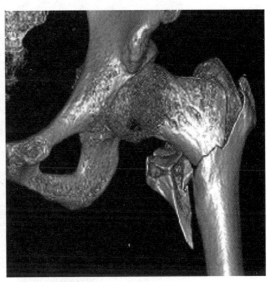

图 2-30 左股骨转子间骨折

【诊治过程】

1. 初诊 患者因跌倒致左髋部肿痛畸形,局部疼痛肿胀及叩击痛,触及骨擦感,结合左髋部 X 线片表现,综合四诊,本病当属中医"骨折病"的范畴,证属气滞血瘀。西医诊断:左股骨转子间骨折。

结合患者的年龄,骨折的部位及类型,予微创手术治疗,行闭合复位股骨近端防旋髓内钉(PFNA)内固定术(图 2-31)。患者年龄大,基础疾病较多,需完善抽血、胸片、心电图、心脏彩超、下肢彩超等辅助检查,排除手术禁忌,监测入院后血糖水平偏高,用胰岛素控制术前血糖,保持术前 3 天血糖水平维持在 8~10mmol/L,血压控制维持术前方案。术前同时给予桃红四物汤加减,以活血消肿止痛。组方:熟地 15g,当归 10g,白芍 15g,川芎 10g,桃仁 5g,红花 5g,茯苓 10g。术后在常规预防感染、对症支持治疗的基础上,继续行行气活血化瘀,消肿止痛治疗,拟肢伤一方加减,连续服用 7 天。组方:当归 12g,赤芍 12g,桃仁 5g,红花 5g,大黄 6g,防风 10g,木通 10g,甘草 6g,生地 12g,乳香 10g。

2. 二诊 术后 1 个月复诊,患者扶助行器,患肢部分负重下地活动,左髋部酸痛乏力,久行足踝部肿胀,呈好转趋势,舌质淡,苔白,脉沉细。给予中成药强骨胶囊口服,髋部外用双柏油膏(广州中医药大学第一附属医院院内制剂)外敷,并指导功能锻炼。中药给予肢伤三方加减:当归 12g,白芍 12g,川断 12g,骨碎补 12g,威灵仙 12g,川木瓜 12g,天花粉 12g,黄芪 15g,熟地 15g,自然铜 9g,土鳖虫 9g。复查 X 线片见骨折线模糊,内固定位置良好(图 2-32)。

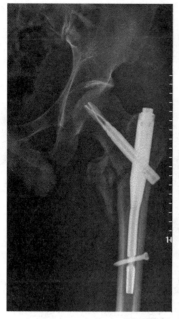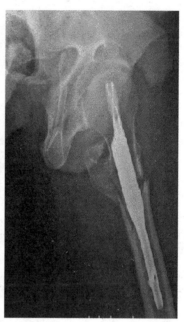

图 2-31 术后 X 线片

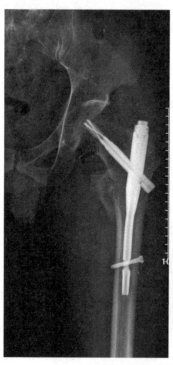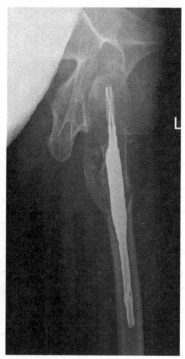

图 2-32 术后 1 个月 X 线片

3. 三诊 术后 3 个月复诊,患者步行入诊室,稍跛行,诉左下肢力稍弱,偶有足踝部肿胀,劳累后左髋部酸痛,日常活动无障碍,暂未下蹲,饮食二便正常,舌质红,苔白,脉缓。嘱患者继续加强锻炼,定期复查。复查 X 线片见骨折线消失,内固定位置良好(图 2-33)。

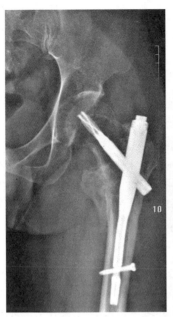
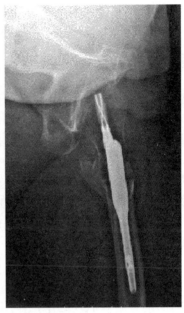

图 2-33 术后 3 个月 X 线片

4. 四诊 术后 1 年复诊,患者步行入诊室,步态正常,日常活动无障碍,髋部活动无受限,饮食二便正常,舌质红,苔白,脉缓。复查 X 线片见骨折线消失,内固定位置良好(图 2-34)。

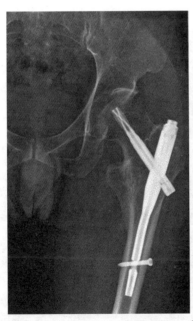
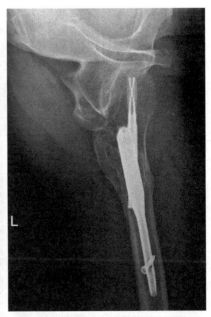

图 2-34 术后 1 年 X 线片

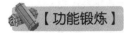 【功能锻炼】

术后第 1 天起予双下肢气压泵治疗,并行患肢持续被动运动(continuous passive motion,

CPM）治疗,嘱患者进行下肢主动的肌肉收缩锻炼,同时加强上肢力量训练及肺部的呼吸功能练习。术后1周予坐床边及下地站立训练,2周在助行器辅助下逐步练习行走。

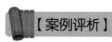

股骨转子间骨折的治疗一般分为非手术和手术两种。非手术治疗以皮套牵引或骨牵引为主,在内固定技术成熟以前,该方法为髋部骨折的主要治疗方法。目前非手术治疗主要适用于一般情况差,无法耐受手术及麻醉的患者。老年人长期卧床容易出现各种并发症,如压疮、下肢静脉栓塞、肺部感染及泌尿系统感染等,且护理工作繁重。非手术治疗极易发生髋内翻,肢体外旋、短缩畸形及髋、膝关节僵硬,同时导致失用性骨质疏松和肌肉萎缩。该病例采用手法复位＋微创手术内固定术治疗,体现了岭南伤科的4个特点:①顾护全身,辨证分治;②以骨为纲,以筋为要;③精准复位,微创固定;④早期锻炼,全程康复。老年髋部骨折的治疗很容易导致血栓、肺部感染、压疮等全身并发症的发生,也可以加重高血压、糖尿病等原发疾病,因此在治疗骨折局部的同时,也要加强并发症的治疗及预防。闭合复位＋微创髓内钉固定的方法,体现了筋骨并重理念,在治疗骨折的同时,减少了局部软组织损伤,通过附着肌肉的牵拉作用达到骨折的良好复位,且复位过程中不刻意追求骨折的解剖复位,尽量达到复位与组织保护的平衡,良好的软组织保护也促进了骨折愈合。

二、股骨颈骨折

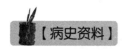

患者,男,50岁,"因骑自行车摔倒致左髋部疼痛,活动受限6小时"来诊。症见:左髋部肿胀,疼痛,左下肢活动受限。体查:左髋部肿胀,未扪及皮下瘀斑,腹股沟中点压痛,左下肢纵向叩击痛,屈曲外旋短缩畸形,足背动脉搏动正常,末梢血运、感觉、活动正常。舌暗红,苔薄黄,脉弦。X线片及CT示:左股骨颈骨折(图2-35)。

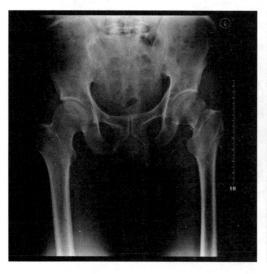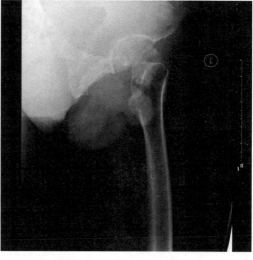

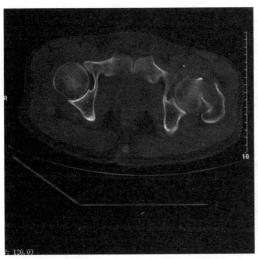
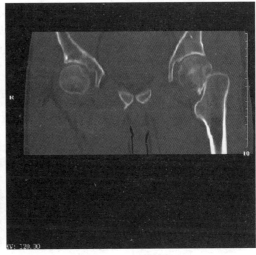

图 2-35 左股骨颈骨折

【诊治过程】

1. 初诊 患者有髋部外伤史,综合四诊,本病当属中医"骨折病"的范畴,证属气滞血瘀。结合 X 线片表现,诊断为左股骨颈骨折,骨折类型为头颈型,Garden Ⅲ型。

结合患者年龄、体质、骨折部位,予微创手术治疗,行闭合复位动力髋螺钉内固定术。术前给予桃红四物汤加减,活血消肿止痛。组方:熟地 15g,延胡索 20g,当归 10g,白芍 15g,川芎 10g,桃仁 5g,红花 5g,茯苓 10g。术后在常规预防感染、对症支持治疗的基础上,继续行气活血化瘀,消肿止痛治疗。中成药予理伤消肿口服液,汤药予肢伤一方加减,服用 7 天。组方如下:当归 12g,赤芍 12g,桃仁 5g,红花 5g,大黄 6g,防风 10g,木通 10g,甘草 6g,生地 12g,乳香 10g。术后复查 X 线片(图 2-36)。

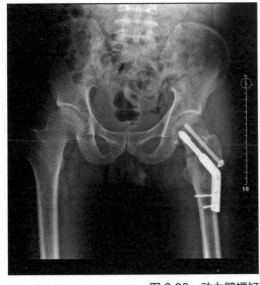
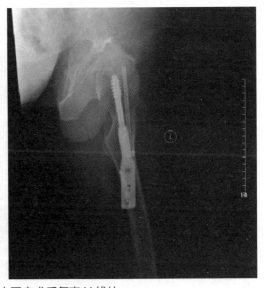

图 2-36 动力髋螺钉内固定术后复查 X 线片

2. 二诊 术后5周,患者扶助行器,患肢部分负重下地活动,扶拐杖下地行走,自觉左髋部酸痛乏力,久行足踝部肿胀,舌质淡,苔白,脉沉细;X线片:骨折端见骨痂生长,仍可见骨折线(图2-37)。给予髋部外敷双柏油膏,并指导功能锻炼。骨折中期,伤肢肿胀渐消退,疼痛减轻,骨折端已初步连接,但骨未长坚。中药给予肢伤三方加减:当归12g,白芍12g,川断12g,骨碎补12g,威灵仙12g,川木瓜12g,天花粉12g,黄芪15g,熟地15g,自然铜9g,土鳖虫9g。给予补肾续骨口服液(广州中医药大学第一附属医院院内制剂)治疗。

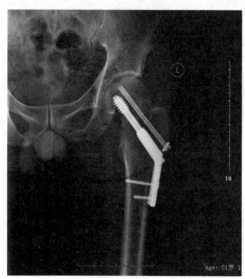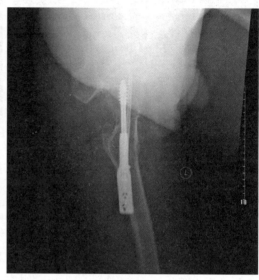

图2-37 X线片示:骨折端见骨痂生长,仍可见骨折线

3. 三诊 术后3个月,扶拐走动无疼痛、跛行,指导患者弃拐下地行走,偶有足踝部肿胀,劳累后左髋部酸痛,日常活动无障碍,暂未下蹲,饮食二便正常,舌质红,苔白,脉缓。X线片显示:骨折线已愈合消失(图2-38)。后期以补益气血、滋养肝肾为法,用"补肾壮筋汤"。给予中成药仙灵骨葆胶囊及补肾续骨口服液治疗。

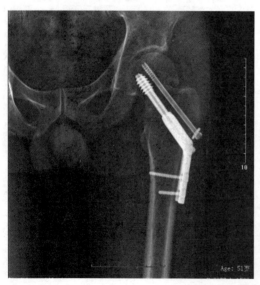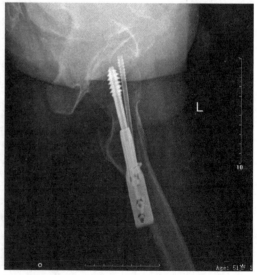

图2-38 骨折线已愈合消失

4. 四诊 术后1年,行走如常,可参加体育运动,髋部活动无受限,饮食二便正常,舌质红,苔白,脉缓。X线片示:骨折端愈合,骨痂塑形良好。入院手术拆除内固定物(图2-39)。

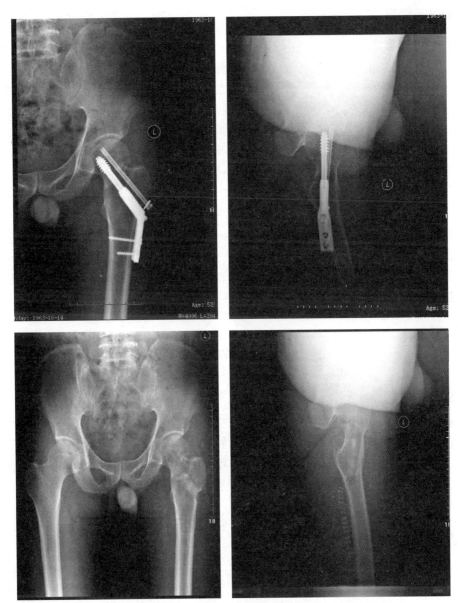

图2-39 骨折愈合后拆除内固定物

【功能锻炼】

内固定可允许患者早期活动,术后第2天即可床上行髋、膝、踝关节的屈伸活动,第4天可在患肢不负重情况下扶双拐下地。最初,患者在拐杖或助行器帮助下脚尖负重,定期复查X线片,如无异常,多数患者在术后12周开始负重,当肌肉力量和平衡恢复后可完全负重;

走动无显著跛行时可弃拐走路。愈合时间一般为 3 个月。术后定期门诊随访至骨折愈合，左下肢功能恢复良好。确认骨折完全愈合及重塑后行内固定拆除术,时间通常为骨折内固定手术治疗 1 年以后。

 【案例评析】

股骨颈骨折临床较常见,且多发生在老年人。股骨颈囊内骨折可危及股骨头的血供,若要减少严重并发症的发生,最有效的方法就是骨折端的解剖复位和坚强内固定,因此股骨颈骨折需尽早手术治疗,以降低股骨头坏死的发生率。为了实现这一目标,需根据患者具体情况采取个性化治疗方案。新鲜无移位骨折或嵌插骨折不需复位,但患肢应制动;如移位骨折,应该尽早给予复位和固定。本例患者为 50 岁男性,左侧股骨颈骨折,骨折类型为头颈型,Garden Ⅲ型。骨折端移位明显,不稳定。非手术治疗难以维持对位,不利于早期功能锻炼。采用闭合复位内固定术,减轻了对骨折端的血运破坏,同时坚强的内固定有利于骨折端愈合,内固定的形式容易被患者接受,便于功能锻炼。本案例综合以上考虑,选择闭合复位 + 动力髋螺钉内固定术治疗。

股骨颈骨折愈合较慢,骨折不愈合率较高,晚期易出现股骨头缺血性坏死。如发现有迟缓愈合现象,经适当保护和处理,如限制患肢负重、减少患肢活动等,骨折仍有愈合可能。如果骨折不愈合,可采用股骨颈重建术或人工关节置换术。如果出现了股骨头坏死,早期可以采用扶拐减轻负重或不负重、内服中药治疗;中期可以采用保髋手术治疗;晚期可以采用人工关节置换术治疗。

三、股骨干骨折

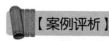 【病史资料】

患者,女,18 岁,"因摩托车祸致右大腿肿痛,畸形 6 小时"来诊。入院时:右大腿肿胀,疼痛,右下肢活动受限。体查:右下肢短缩、旋转畸形,大腿中段肿胀,可触及异常活动及骨擦感,局部压痛,纵向叩击痛,足背动脉搏动正常,末梢血运、感觉、活动功能正常,舌质暗红,苔薄黄,脉紧。X 线片:右股骨干中段骨折,骨折端分离短缩移位,后侧可见一蝶形骨折块(图 2-40)。

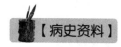 【诊治过程】

1. 初诊 患者因摩托车祸致伤,直接暴力引起者多为横断骨折,属不稳定性骨折。综合四诊,本病当属中医"骨折病"范畴,证属气滞血瘀。西医诊断为:右股骨干中段骨折,粉碎型。

结合患者的年龄,骨折的部位及类型,本例拟行闭合复位顺行股骨髓内钉内固定术。术前给予桃红四物汤加减,活血消肿止痛。组方:熟地 15g,当归 10g,白芍 15g,川芎 10g,桃仁 5g,红花 5g,茯苓 10g。术后在常规预防感染、对症支持治疗的基础上,继续行气活血化瘀,消肿止痛治疗。予理伤消肿口服液,中药肢伤一方加减,连续服用 7 天。组方:当归 12g,赤芍 12g,桃仁 5g,红花 5g,大黄 6g,防风 10g,木通 10g,甘草 6g,生地 12g,乳香 10g。术后复查 X 线片见图 2-41。术后第二天即扶拐杖下地负重行走,定期门诊复查。

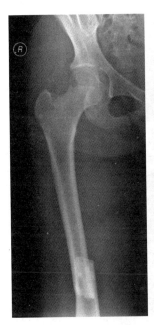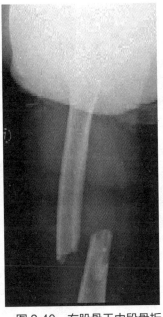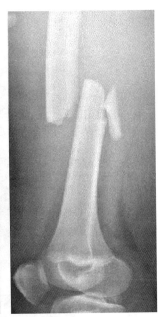

图 2-40 右股骨干中段骨折

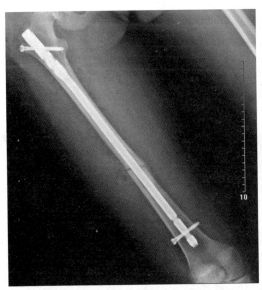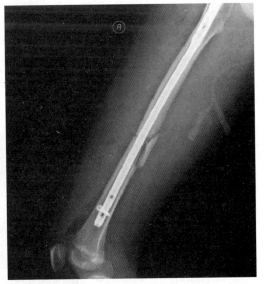

图 2-41 股骨髓内钉术后复查,骨折端复位固定良好

2. 二诊 术后 6 周,扶拐杖下地行走,右下肢部分负重,右膝部屈曲 100°,屈曲稍受限,舌质淡,苔白,脉沉细。X 线片示:骨折端见外骨痂生长,仍可见骨折线(图 2-42)。伤肢肿胀渐消退,疼痛减轻,骨折端已初步连接,但骨未长坚,宜活血通络止痛,续筋接骨,中药给予肢伤三方加减:当归 12g,白芍 12g,川断 12g,骨碎补 12g,威灵仙 12g,川木瓜 12g,天花粉 12g,黄芪 15g,熟地 15g,自然铜 9g,土鳖虫 9g。另予祛风通络散外洗右膝关节,促进膝关节功能康复;给予补肾续骨口服液治疗。

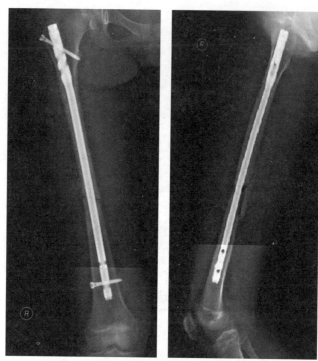

图 2-42 骨折端外周见外骨痂生长,仍可见骨折线

3. 三诊 术后 4 个月,已弃拐下地,行走无疼痛,右膝关节屈伸活动恢复正常范围,舌质红,苔白,脉缓。X 线片示:骨折端见大量骨痂生长,骨折线已消失(图 2-43)。后期以补益气血、滋养肝肾为法,用"补肾壮筋汤",给予补肾续骨口服液治疗。

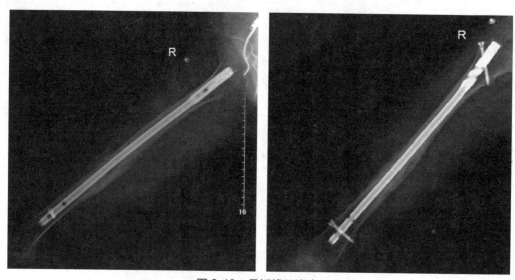

图 2-43 骨折线已消失

4. 四诊 术后 1 年,行走如常,可参加大运动量体育运动,饮食二便正常,舌质红,苔白,脉缓。X 线片示:骨折端愈合,骨痂塑形良好(图 2-44)。

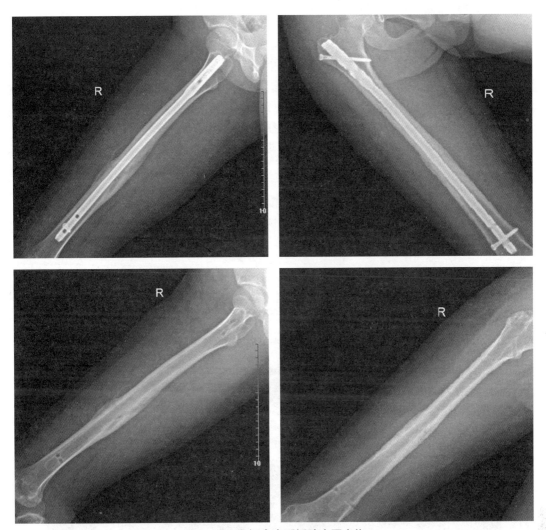

图 2-44 骨折愈合后拆除内固定物

【功能锻炼】

术后即行髋、膝、踝伸屈，下肢抗重力训练及步态练习。对于横形或短斜形骨折的患者，两骨折块间能达到稳定，术后第二天即可开始扶拐负重行走，因骨折为粉碎型，在 2~3 个月内宜部分负重以促进骨痂形成，提高稳定性。骨折愈合时间一般为 12 周。3 周后配合活血通络中药外用熏洗，促进关节功能恢复。术后定期门诊随访至骨折愈合，右下肢功能恢复良好。

【案例评析】

股骨干骨折是一种高能量损伤，股骨是人体中最长和最坚强的骨骼，造成股骨干骨折的最常见原因是机动车交通事故，其次是机动车撞击行人、高处坠落及枪弹伤等。股骨干骨折常常合并其他损伤，可分为两大类，包括全身性损伤(头、颈、胸、腹部或其他部位)及局部损伤(同侧肢体的骨结构损伤)。股骨干骨折常见的局部合并损伤包括股骨近端的骨折，尤其是股骨颈骨折。实际工作中，股骨颈骨折易被漏诊，或者为隐匿性骨折，应保持高度重视。

股骨干骨折目前治疗方法较多。非手术疗法多采用石膏、夹板、牵引等方法,目前手术疗法已成为成人股骨干骨折的主要治疗手段。本病例为股骨干中段蝶形骨折,骨折端不稳定。非手术治疗不容易维持对位,亦不利于早期功能锻炼。采用闭合复位交锁髓内钉内固定,其固定在髓腔中心部位,保证了对称性受力并承担了横断面的力矩,对于轴向及侧方应力有强大的承载能力,同时减轻了对骨折端的血运破坏,属生物固定,有利于骨折端的愈合与功能锻炼。本案结合个体情况,选择了闭合复位顺行股骨髓内钉内固定术。使用时还须注意顺行髓内钉固定对骨骺未闭的青少年患者,可能损伤股骨头的血供,导致骨坏死。另外,对髓腔过窄或原有畸形、骨病致髓腔大部分闭塞无法进行髓内钉内固定者,可改为钢板内固定。

四、儿童股骨干骨折

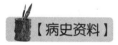

【病史资料】

患者,男,1岁11个月,"(家长代诉)从床上摔下致右大腿肿胀,畸形1小时"来诊。入院时:哭闹,右大腿肿胀畸形,右下肢活动受限。体查:右大腿短缩畸形,中段肿胀,可触及异常活动及骨擦感,足背动脉搏动正常,右下肢末梢血运、活动功能正常。X线片:右股骨干中段长斜形骨折,骨折端分离移位,骨折端向外侧成角移位(图2-45)。

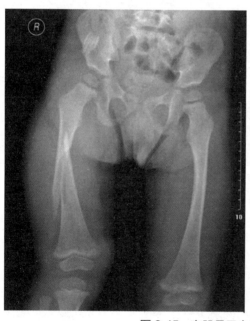
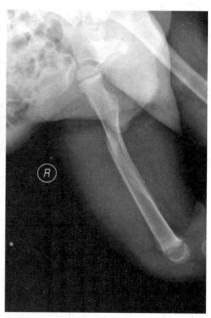

图2-45　右股骨干中段长斜形骨折

【诊治过程】

1. 初诊　患者因从床上摔下致伤,右大腿肿胀、畸形、功能受限,右下肢缩短畸形,大腿中段可扪及骨擦音、异常活动。股骨干正侧位X线片示:右股骨干中段长斜形骨折。综合四诊,本病当属中医"骨折病"范畴。诊断为右股骨干中段长斜形骨折。

结合患者的年龄,骨折的部位及类型,行皮肤悬吊牵引术,又称Bryant牵引。患者取仰卧位,置于悬吊牵引架上。按肢体粗细和长度,将胶布剪成相应宽度,两端按三等分或两等分撕成叉状、长条。将扩张板粘于胶布中央,并在扩张板中央处钻孔,穿入牵引绳,于板的内侧面打结,防止牵引绳滑脱。在助手协助下,踝部及腓骨头部位处放置纱布,术者先持胶布较长的一端平整地贴于患者大腿或小腿外侧,并使扩张板与足底保持两横指的距离,然后将胶布的另一端贴于内侧,注意两端长度应一致,以保证扩张板处于水平位置。用绷带缠绕,将胶布平整地固定于肢体上,勿过紧以防影响血液循环。将肢体置于牵引架上,用正骨手法纠正骨折成角移位,助手维持骨折端复位,术者根据骨折对位要求调整滑车位置及牵引方向。牵引重量根据骨折类型、移位程度及肌肉发达情况而定,小儿宜轻,一般不超过 2kg(图 2-46)。牵引过程中给予理伤消肿口服液配合治疗。

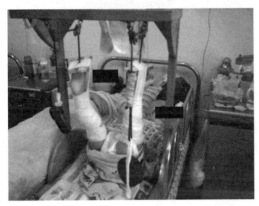
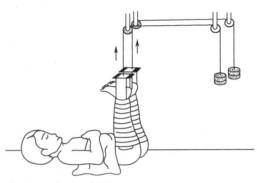

图 2-46 股骨干骨折皮肤悬吊牵引示意图

2. 二诊 伤后 2 周,拆除悬吊牵引,复查右股骨 X 线片示:骨折端见骨痂生长,仍可见骨折线(图 2-47)。体查:右侧股骨无异常活动,触诊患者无哭闹,骨传导音清晰。改为夹板固定右侧股骨 1 周以防成角畸形。中期伤肢肿胀渐消退,疼痛减轻,骨折端已初步连接,但骨未长坚,宜注意保持轴线。

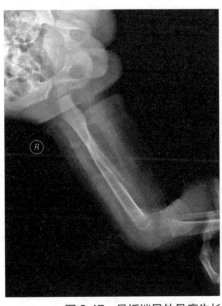
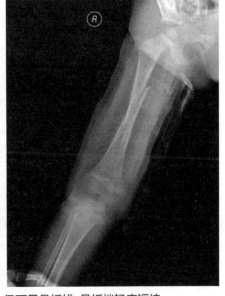

图 2-47 骨折端见外骨痂生长,仍可见骨折线,骨折端轻度短缩

3. 三诊　伤后6周,右下肢有力,可抬起活动,患者可下地试行走,骨传导音与对侧基本相同。X线片示:骨折端见大量骨痂生长,骨折线已愈合消失(图2-48)。

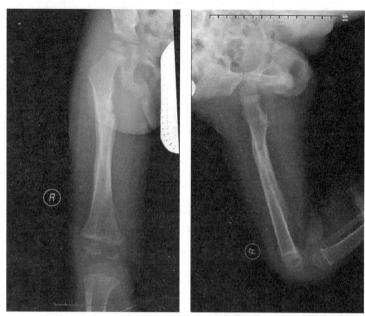

图2-48　骨折端见大量骨痂生长,骨折线已愈合消失

【功能锻炼】

儿童股骨干骨折,预后大多优良。悬吊时要嘱家长鼓励小儿活动足趾,拆除固定后嘱家属在辅助工具下,帮助患者逐步开始行走锻炼。术后定期门诊随访至骨折愈合。

【案例评析】

儿童股骨干骨折很常见,各年龄段的治疗方法也不尽相同。医生必须了解每一年龄段儿童股骨干骨折的特点,同时熟练掌握各种治疗方法,以恢复其正常解剖结构和功能。通常的治疗方案为:① <2岁,髋人字石膏或吊带固定;② 2~6岁,皮肤悬吊牵引、髋人字石膏、骨牵引、钢板内固定、弹性髓内钉;③ 6~14岁,弹性髓内钉,骨牵引,钢板内固定、石膏外固定;④ >14岁,髓内钉,钢板固定,骨牵引,石膏外固定。

本案例的股骨干骨折治疗相对简单,并且儿童骨骼塑形能力潜力较大,<2岁儿童,股骨干骨折可接受的位置为内外翻30°、前后成角30°、短缩15mm。因此治疗预后一般较好,不需要手术治疗。早期行手法复位、皮肤牵引为首选,这样有利于观察肢体肿胀消退与骨折愈合的情况。

五、股骨髁间骨折

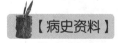

【病史资料】

患者,女,54岁,"因车祸伤致右大腿下段肿痛,畸形2小时"来诊。入院时:右大腿下

段肿胀,疼痛,右膝关节活动受限。体查:右股骨下段肿胀、畸形,局部压痛,右下肢纵向叩击痛,有异常活动及骨擦感,足背动脉可扪及,末端血运、感觉正常,踝及足趾活动正常,舌质暗红,苔薄白,脉弦。X线片:右股骨髁间骨折,关节面不平整,骨折远端向后方分离移位,干骺端粉碎、短缩移位(图2-49)。

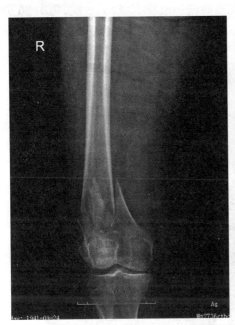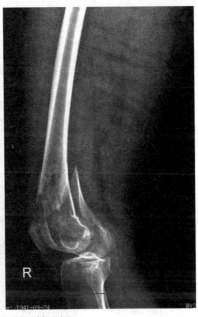

图2-49 右股骨髁间粉碎性骨折

【诊治过程】

1. 初诊 患者因车祸致右腿下段肿痛、畸形,局部疼痛肿胀明显,可触及骨擦感,综合四诊,本病当属中医"骨折病"范畴,证属气滞血瘀。结合患者X线片表现,诊断为右股骨髁间骨折。

患者为中老年女性,骨折处关节面不平整,骨折移位,术前计划采用闭合复位微创内固定系统(less invasive stabilization system,LISS),来恢复股骨远端正常的解剖对线,并使患者能尽早开始膝踝关节功能锻炼。术前同时给予桃红四物汤加减,活血消肿止痛。组方如下:熟地15g,当归10g,白芍15g,川芎10g,桃仁5g,红花5g,茯苓10g,延胡索20g。

术中运用"筋骨并重"理念,手法整复关节面,复位中不去干扰粉碎的干骺端骨折块,保留骨折块血运,经皮插入固定钢板,最大限度减少了在膝关节周围做大切口的需要,避免了软组织并发症和术后关节僵硬的可能性。术后在常规预防感染、对症支持治疗的基础上,予行气活血化瘀,消肿止痛治疗。中药给予肢伤一方加减,连续服用7天。组方如下:当归12g,赤芍12g,桃仁5g,红花5g,大黄6g,牛膝10g,宽筋藤15,甘草6g,生地12g,乳香10g。手术伤口愈合良好,未发生感染,术后X线片见骨折复位及固定情况(图2-50)。

2. 二诊 术后1个月复诊,患者扶双拐,患肢不负重下地活动,右大腿酸痛乏力,久行足踝部肿胀,右膝关节活动度为0°~75°,舌质淡红,苔白,脉沉细。复查X线片见:骨折线模糊,内固定位置良好(图2-51)。中药给予肢伤三方加减:当归12g,白芍12g,川断12g,骨碎补

12g,威灵仙 12g,川木瓜 12g,牛膝 12g,黄芪 15g,熟地 15g,自然铜 9g,土鳖虫 9g。患者膝关节屈曲活动恢复不理想,给予骨外洗方加减,熏洗患膝关节,药用:透骨草 20g,乳香 15g,没药 15g,莪术 15g,山楂 15g,红花 10g,川芎 15g,桂枝 15g,土鳖虫 15g,怀牛膝 15g,细辛 10g,熟地黄 20g,当归 15g。加水适量,煎煮 30 分钟,取汁。原药再加水,反复煎煮 2~3 次,将全部滤液合在一起,每次治疗时把药液煎沸,先熏后洗患肢膝部,每天 3 次,每次 20 分钟,熏洗完后配合伤膝进行关节主动、被动功能锻炼,力度以关节轻度酸痛能忍受为限。

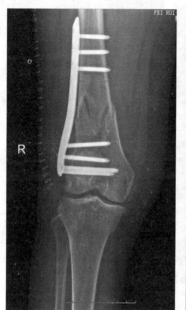
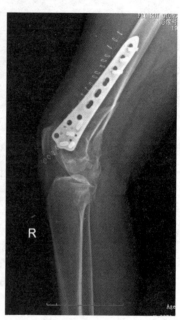

图 2-50　右股骨髁间骨折术后 X 线片

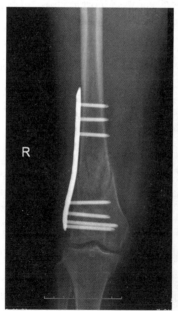
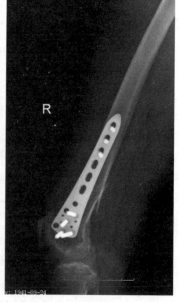

图 2-51　右股骨髁间骨折术后 1 个月 X 线片

3. 三诊　术后3个月复诊,患者可扶双拐步行,诉右下肢力稍弱,久行后有足踝部肿胀,抬高患肢后肿胀感减轻,劳累后腰膝酸痛,饮食二便正常,舌质红,苔白,脉缓。右膝关节活动度为0°~120°,复查X线片见骨折线消失,内固定位置良好(图2-52)。嘱患者可弃拐行走,继续加强膝关节屈曲锻炼,定期复查。

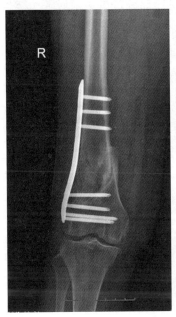
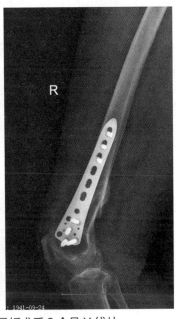

图2-52　右股骨髁间骨折术后3个月X线片

4. 四诊　术后1年复诊,患者步入诊室,步态正常,膝部活动度为0°~135°,日常活动无障碍,饮食二便正常,舌质红,苔白,脉缓。复查X线片见骨折线消失,内固定位置良好(图2-53)。

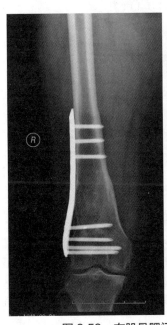
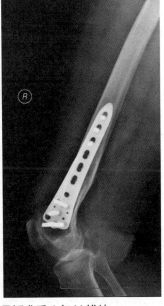

图2-53　右股骨髁间骨折术后1年X线片

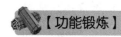

【功能锻炼】

本骨折的治疗,在术后第二天即开始使用持续被动运动器 CPM 进行膝关节功能锻炼,配合进行股四头肌等长收缩练习活动。3 周后可配合活血通络中药外用熏洗,促进关节功能恢复。患者在术后 8~12 周骨痂生长后,开始扶拐部分负重。术后随访至骨折愈合,观察膝关节功能恢复良好。

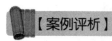

【案例评析】

股骨髁间骨折属于高能量暴力损伤,且由于受伤部位是关节,膝关节后靠近神经血管,骨折向后移位则易伤及血管,流行病学资料显示:股骨远端骨折合并血管损伤者约为 3%,而神经损伤约为 1%。因此,在接诊时对神经血管损伤的判断十分重要。关节内骨折的治疗目的是解剖复位,骨折在坚强的内固定下可早期进入功能锻炼,防止关节僵硬,恢复一个无痛的、活动范围接近正常的膝关节。本骨折治疗成功的关键是恢复关节面平整与干骺端轴线,时刻谨记"筋骨并重"理念,在不加重损伤、保证骨折块与软组织相连的情况下,成功复位,微创放入内固定。

股骨髁间骨折软组织损伤严重,术后膝关节僵硬是最大难题,对髁间粉碎性骨折采用稳定的 LISS 内固定,使骨折获得可靠固定,术后尽早使用 CPM 进行功能锻炼,再根据骨折三期辨证用药,受伤早期及术后早期气血受损、气滞血瘀,以活血祛瘀、消肿止痛为法;中期伤肢肿痛渐消,折端连接,骨未长坚,宜活血通络止痛,续筋接骨;后期则以补益气血、滋养肝肾为法。在康复过程中,时刻谨记动静结合、医患合作理念,分期渐进,稳定骨折端的同时,注意膝关节的功能恢复与下肢肌肉的锻炼,配合活血通络中药的外用熏洗,有利于关节功能恢复。

六、胫骨平台骨折

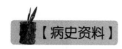

【病史资料】

患者,女,34 岁,"因高处坠落伤,致右小腿上段肿痛,活动受限 1 小时"来诊。入院时,右小腿上段肿胀,疼痛,右膝关节活动受限。体查:右胫骨上段肿胀、畸形,局部压痛,右下肢纵向叩击痛,足背动脉、胫后动脉可扪及,末端血运、感觉正常,右踝及足趾活动正常,舌质暗红,苔薄白,脉弦。X 线片:右胫骨平台骨折,关节面不平整,右膝关节向内侧半脱位,骨折呈粉碎、短缩移位(图 2-54)。

【诊治过程】

1. 初诊　患者因高处坠落致右小腿上段肿痛畸形,局部疼痛肿胀及叩击痛明显,结合 X 线片,诊断为右胫骨平台骨折。骨折的外侧关节面粉碎、塌陷,骨折移位明显,膝关节处不稳定,手术指征明确。术前患肢肿胀明显,为预防皮肤坏死和继发感染,待消肿后再行手术,术前给予肢伤一方加减,活血消肿止痛。组方:熟地 15g,当归 10g,白芍 15g,川芎 10g,桃仁 5g,红花 5g,泽泻 10g,乳香 5g,没药 5g,延胡索 10g。伤后 7 天,患肢肿胀消退明显。予行胫骨平台骨折切开复位内固定术,手术目的是恢复关节面平整,采用同种异体骨植骨支撑塌陷的关节面,外侧平台用解剖锁定钢板固定,排钉技术,缝合修复破裂的半月板,在骨折获得复位的同时修复损伤的软组织,满足早期功能锻炼的需求。术后在常规预防感染、对症支持治疗的基础上,中药予行气活血化瘀,消肿止痛治疗。拟用桃红四物汤加减,组方:熟地 15g,当归 10g,白芍 15g,川芎 10g,桃仁 5g,红花 5g,茯苓 10g,宽筋藤 15g,牛膝 10g。术后复查 X 线片见骨折复位满意,内固定位置良好(图 2-55)。

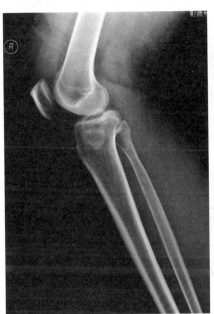
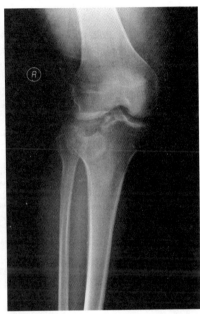

图 2-54　右胫骨平台骨折

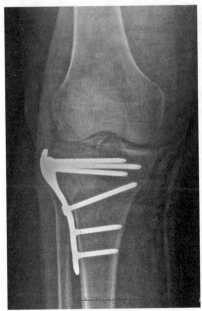
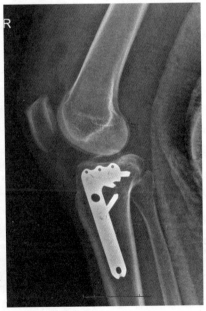

图 2-55　右胫骨平台骨折术后 X 线片

2. 二诊 术后 1 个月复诊,患者扶双拐,患肢不负重下地活动,右膝酸痛,伸膝乏力,久行下肢肿胀,右膝关节活动度为 0°~50°,舌质淡、暗红,苔白,脉沉涩,证属气虚夹瘀。复查 X 线片见骨折线模糊,内固定位置良好(图 2-56)。中药以补气祛瘀通络为法,予补阳还五汤加减:生黄芪 50g,赤芍 10g,当归 5g,川芎 6g,地龙 10g,桃仁 6g,红花 6g,防己 10g,白术 10g,炙甘草 6g,大枣 10g,生姜 3 片。患者膝关节屈曲恢复不理想,给予骨外洗方加减熏洗患膝关节,药用透骨草 20g,乳香 15g,没药 15g,莪术 15g,山楂 15g,红花 10g,川芎 15g,桂枝 15g,土鳖虫 15g,怀牛膝 15g,细辛 5g,熟地黄 20g,当归 15g,加水适量,煎煮 30 分钟,取汁。原药再加水,反复煎煮 2~3 次,将全部滤液合在一起,每次治疗时把药液煎沸,先熏后洗患膝,每天 3 次,每次 20 分钟,配合伤膝关节功能锻炼。

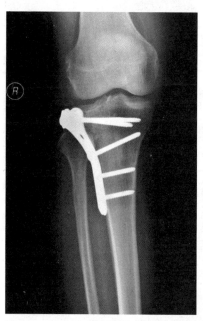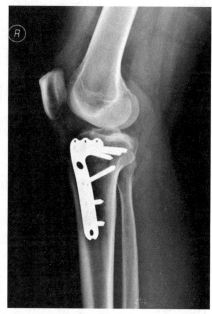

图 2-56 右胫骨平台骨折术后 1 个月 X 线片

3. 三诊 术后 3 个月复诊,患者可扶双拐步行,右下肢肌力较前明显好转,久行后足踝部仍有肿胀感,抬高患肢后肿胀感减轻,劳累后腰膝酸痛,饮食二便正常,舌质红,苔白,脉缓。右膝关节活动度为 0°~110°,复查 X 线片见骨折线消失,内固定位置良好(图 2-57)。嘱患者可弃拐行走,继续加强膝关节屈曲锻炼,定期复查。

4. 四诊 术后 1 年复诊,患者步入诊室,步态正常,膝部活动度为 0°~110°,深蹲受限,其余日常活动无障碍,饮食二便正常,舌质红,苔白,脉缓。复查 X 线片见骨折线消失,内固定位置良好(图 2-58)。

【功能锻炼】

术后 2 天去除负压引流管后,利用 CPM 进行膝关节功能康复锻炼,预防关节粘连,合并半月板或交叉韧带损伤、侧副韧带损伤及骨质疏松较严重者,早期不宜行 CPM 锻炼,可行股四头肌等长收缩功能锻炼,预防肌萎缩。术后 2 周拆线,扶拐下地不负重,术后 12 周可部分负重,12~16周后即可完全负重。术后3周可配合活血通络中药外用熏洗,促进关节功能恢复。术后随访至骨折愈合,观察膝关节功能恢复良好。

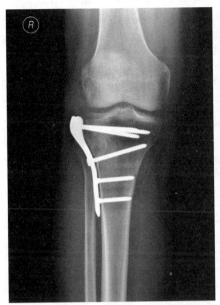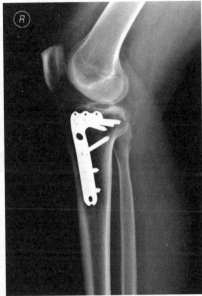

图 2-57　右胫骨平台骨折术后3个月X线片

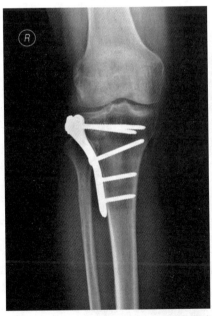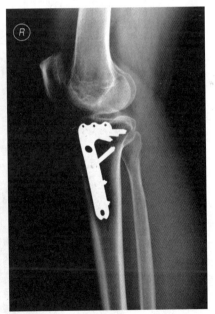

图 2-58　右胫骨平台骨折术后1年X线片

【案例评析】

胫骨平台骨折属高能量损伤导致的关节内骨折,通常合并膝关节周围软组织如韧带、半月板的损伤,术前检查时需注意,如有损伤,术中需予以修复。由于受伤暴力较大,术前及术后制动时间长,骨折血肿机化,创伤性纤维素渗出,局部血液循环不畅,组织液吸收和回流发生障碍,影响患者创伤组织的修复,还可导致关节周围韧带软组织变性、粘连和挛缩。因此,胫骨平台骨折术后防止膝关节僵硬和功能障碍,对于恢复患者术后膝关节功能与减少术后并发症尤为重要。中药熏洗治疗是通过药液蒸汽弥散和温洗的方式,使中药药液有效成分透过皮肤,发挥舒筋通络、行气止痛的作用。

本例患者二诊时考虑为气虚夹瘀证,当予补气化瘀。中医认为,骨骼与气血经络、筋骨脏腑关系密切,骨折术后修复需要血气的滋养,瘀不去则骨不能接。故而对于骨折后期患者,补气祛瘀尤为重要,使用补阳还五汤加减。方中重用生黄芪,补益脾胃之气,当归、川芎、桃仁、红花均属于活血化瘀之药,其中当归还具有养血功效,地龙通经活络祛瘀;白术助黄芪健脾补中;甘草、大枣、生姜调和脾胃之气。诸药合用,共同达到养血补气、活血化瘀、消肿止痛的效果。

七、胫腓骨干骨折

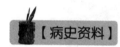

【病史资料】

患者,女,79岁,"因跌倒致左小腿肿痛、畸形4小时"来诊。入院时:左下肢肿胀,疼痛,左膝关节、踝关节活动受限。体查:左小腿中下段肿胀,压痛,局部及纵向叩击痛,局部可触及骨擦感,左足背动脉搏动正常,肢体末端血运正常,左足趾间关节活动正常。舌质暗红,苔薄黄,脉紧。X线片:左胫骨下段螺旋形骨折,骨折端轻度分离移位;左腓骨上端斜形骨折(图2-59)。

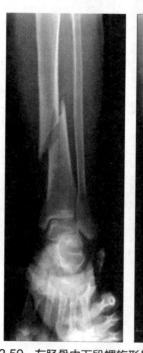
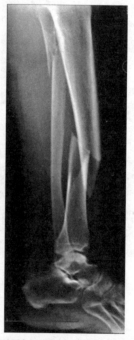

图2-59 左胫骨中下段螺旋形骨折,左腓骨上端斜形骨折

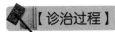
【诊治过程】

1. 初诊　患者因跌倒导致左小腿肿痛、畸形,局部疼痛肿胀及叩击痛明显,可以触及骨擦感,结合下肢X线片表现,诊断为左胫骨中下段螺旋形骨折、左腓骨上端斜形骨折。患者骨折移位明显,对局部皮肤软组织形成压迫,容易出现肢体肿胀加重、局部皮肤软组织坏死、损伤局部血管神经,考虑患者骨折类型为螺旋形骨折,骨折端不稳定,拟采用手法复位、夹板固定配合跟骨牵引作为初步的治疗方案。

牵引重量为4kg。放置夹板,内、外侧夹板上达胫骨内、外侧髁平面,下超足跟,后侧板上达腘窝下2cm,下抵跟骨结节上缘,两前侧板下达踝上,上平胫骨结节。将夹板放置后,用扎带先捆扎中间两道,后捆扎两端,远端将内外侧在足跟下方做超踝关节捆扎固定,术后要观察患肢的脚趾活动、感觉及血运情况(图2-60)。

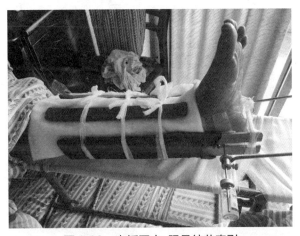
图2-60　夹板固定、跟骨结节牵引

结合患者的年龄,骨折的部位及类型,防止卧床并发症,在完善检查后,拟行闭合复位+交锁髓内钉内固定术(图2-61~图2-65)。术前予桃红四物汤加减,以活血化瘀,消肿止痛。组方:生地15g,当归10g,白芍15g,川芎10g,桃仁5g,红花5g,木通10,延胡索20g。术后予行气活血化瘀,消肿止痛治疗,拟肢伤一方加减,连续服用7天。组方:当归12g,赤芍12g,桃仁5g,红花5g,防风10g,木通10g,甘草6g,生地12g,乳香5g。

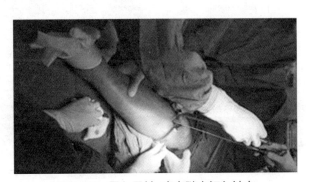
图2-61　置入导针,确定髓内钉入针点

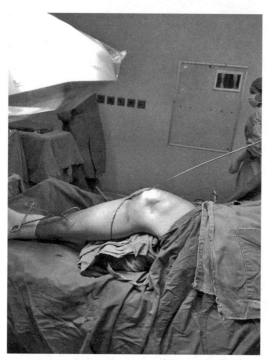

图 2-62 使用点式复位钳,钳夹复位骨折端

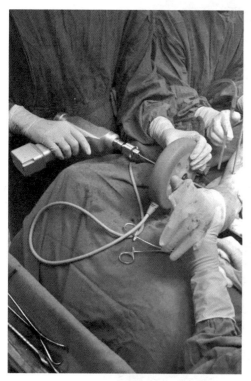

图 2-63 使用电磁导航系统瞄准远端,
锁定螺钉孔

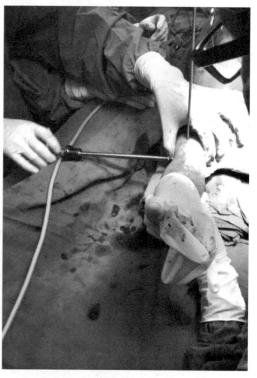

图 2-64 置入胫骨髓内钉的远端,
锁定螺钉

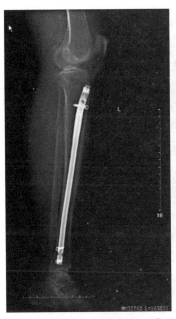
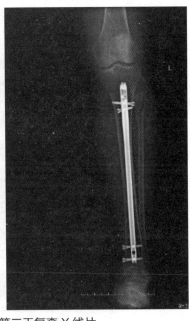

图 2-65　术后第二天复查 X 线片

2. 二诊　术后 6 周复诊,患者扶拐,患肢部分负重下地活动,左小腿疼痛已不明显,久行足踝部略肿胀,晨起时减轻,久行后加重,总体呈减轻趋势,舌质淡,苔白,脉沉细。给予中成药强骨胶囊口服,并指导功能锻炼。复查 X 线片见有骨痂生长,内固定位置良好(图 2-66)。

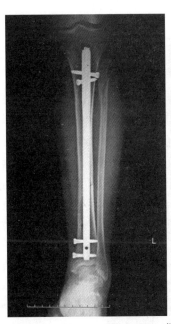
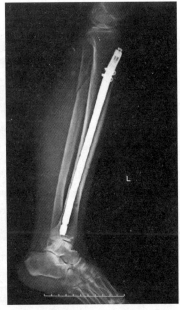

图 2-66　术后 6 周 X 线片

3. 三诊　术后 14 个月,复诊:行走自如,诉无明显不适,原骨折周围无压痛,X 线片示骨折已愈合(图 2-67)。

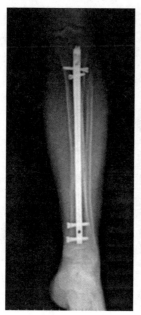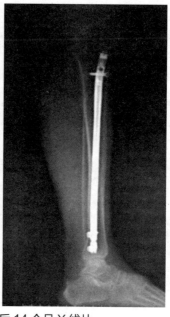

图 2-67　术后 14 个月 X 线片

【功能锻炼】

术后患肢抬高,鼓励早期在无痛前提下进行踝关节及膝关节的主动活动,如果患者依从性好,术后允许下床足尖负重(10~15kg)。4~6 周后可以逐渐增加负重,根据骨折类型、X 线片及临床随访,术后 8~12 周可以完全负重,6 周和 12 周时需复查 X 线片。术后即可内服中药,活血祛瘀消肿,2~3 周术口愈合后,可配合活血通络中药熏洗,以促进关节功能的恢复。术后半年随访骨折愈合,膝关节、踝关节功能恢复良好。

【案例评析】

胫腓骨干骨折在四肢骨折中最为常见,约占全身骨折的 13.7%。因胫骨前面位于皮下,所以骨折端穿破皮肤的可能性极大,肌肉挫伤的机会较多。如果暴力轻微,皮肤虽未穿破,挫伤严重,血运不良,亦容易发生皮肤坏死,骨外露发生感染。较大暴力的碾挫、绞轧伤可有大面积皮肤剥脱、肌肉撕裂和骨折端裸露。胫骨体呈三棱柱形,胫骨干中 1/3 为上段四边体和下段三边体的移行部位,此处应力比胫骨上下段更为集中,故骨折部位以中下 1/3 段较为多见。另外,由于此处的解剖特点,营养血管单向走行,软组织覆盖少,损伤后血运差,易发生骨折延迟愈合及不愈合。

对于胫腓骨骨折患者的诊治,除详细了解病史、受伤时间、机制、暴力种类、处理情况外,还要特别注意软组织损伤的严重程度、有无血管及神经的损伤。足背动脉搏动存在及肢端温暖不能排除小腿血运障碍。可疑时,应测骨筋膜室内压,或行超声检查。X 线片检查可明确骨折的部位、类型、移位情况。投照应包括膝和踝关节。必要时行胫骨 CT 平扫及三维重建,了解骨折具体情况及骨折分型,如骨折线是否波及踝关节面,是否合并后踝骨折等。对于踝部有明显压痛的患者,必要时行 MRI 检查,明确是否合并踝部胫腓联合韧带等结构损伤。

胫腓骨干骨折的治疗原则是恢复小腿的长度和负重功能,对于骨折成角和旋转移位,应当纠正,力争获得小于5°的内翻或外翻成角,小于10°的前后成角,小于10°的旋转对线不良,小于15mm的短缩。无移位的闭合性骨折只需维持夹板固定,直至骨折愈合。有移位的稳定骨折,可用手法复位、夹板固定;不稳定骨折,可用手法整复、夹板固定配合跟骨牵引。

利用夹板、牵引作为胫骨骨折的终极治疗需要卧床及关节制动时间长,易导致一系列不良后果,如关节僵硬、静脉血栓、肺部感染、压疮等。手术治疗允许早期活动,避免制动引起的并发症,近年来骨折的固定方法日新月异,且显示出各自优点。患者对骨折治疗期间生活质量追求的提高,使得越来越多的医生开始倾向于使用内固定来治疗胫骨骨折。

常用的手术固定方法有髓内钉内固定、接骨板内固定、外固定架固定。交锁髓内钉内固定适用于治疗大部分闭合性胫骨干骨折或有足够软组织覆盖的开放性胫骨骨折,可行闭合穿针,不破坏骨折端软组织,能保持骨的长度,控制旋转应力,骨折固定稳固。接骨板内固定多适用于胫骨近端及远端1/3移位的不稳定骨折,目前以锁定加压接骨板的应用较为普遍。但常因追求解剖复位,使骨折片软组织剥离,破坏血运,因此多主张生物固定,常采用微创复位经皮置入接骨板内固定。外固定架固定适用于开放骨折、伴有感染,或合并骨缺损需延长,以及作为简单内固定的辅助固定,外固定架亦可作为简单闭合性胫骨干骨折的最终治疗措施,但发生畸形愈合的概率高于内固定。

本病例为胫骨中下段螺旋形骨折,骨折移位明显,骨折端较不稳定。非手术治疗不容易维持对位,不利于早期功能锻炼。考虑患者为老年人,术后下肢功能锻炼尤其在康复过程中配合部分负重锻炼的难度高。采用闭合复位带锁髓内钉内固定术,减轻了对骨折端的血运破坏,同时胫骨髓内钉属中轴固定,抗旋转、抗弯曲作用较钢板偏心固定强,其优良的生物力学固定有利于骨折端的愈合,便于功能锻炼。同时,该患者伴有高位腓骨骨折,不进行内固定也可以进行早期负重锻炼,且不影响骨折的愈合及下肢功能的恢复。

八、踝关节骨折

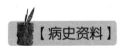

【病史资料】

患者,女,57岁,"因扭伤跌倒致右侧踝关节肿痛、畸形8小时"来诊。症见:右侧踝关节肿胀,疼痛,活动受限。体查:右侧踝关节肿胀,压痛,局部皮下可见瘀斑,内、外踝可触及骨擦感,下胫腓联合前韧带压痛(+),右侧足背动脉搏动正常,肢体末端血运正常,足趾活动正常。舌质暗淡,苔薄黄,脉弦紧。X线片:右侧内、外踝骨折,外踝骨折旋转分离移位(图2-68)。CT检查发现同时存在右侧后踝骨折(图2-69)。

【诊治过程】

1. 初诊 患者因扭伤跌倒导致右踝关节肿痛畸形,局部疼痛肿胀及压痛明显,内、外踝可触及骨擦感,结合踝关节X线片、CT表现,诊断为右踝关节骨折。综合四诊,本病当属中医"骨折病"范畴,证属气滞血瘀。结合患者的年龄,骨折的部位及类型,拟先行手法复位,后行跟骨牵引,待软组织肿胀消退后行切开复位内固定术。

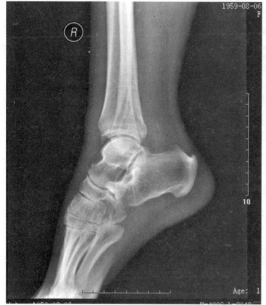
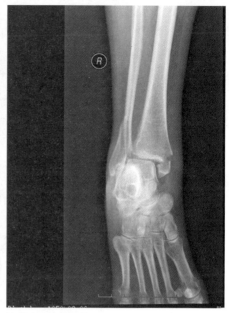

图 2-68 X 线片示右侧踝关节内、外踝骨折

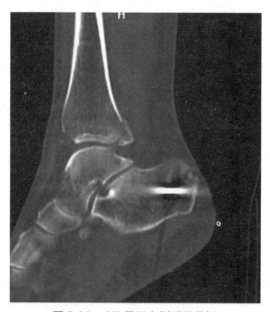

图 2-69 CT 显示右侧后踝骨折

术前完善血分析、生化、凝血功能等检验,以及胸片、心电图、心脏彩超、下肢动静脉血管彩超等辅助检查,排除手术禁忌证。术前给予桃红四物汤加减,活血消肿止痛。组方:桃仁 10g,红花 6g,当归 10g,白芍 15g,川芎 10g,茯苓 20g,薏苡仁 20g,延胡索 20g,甘草 6g。术后在常规预防感染、对症支持治疗的基础上,中药予行气活血化瘀,消肿止痛,拟肢伤一方加减。组方:当归 12g,赤芍 12g,桃仁 10g,红花 5g,防风 10g,木通 10g,甘草 6g,生地 12g,乳香 10g。中成药配合理伤消肿口服液内服,以消肿止痛、活血行气。

本案的复位十分重要,术者应用岭南正骨"牵引旋转"手法复位一次成功,置入内固定时,注意保护血供,尽量减少对骨膜的剥离。术后 X 线片见图 2-70。

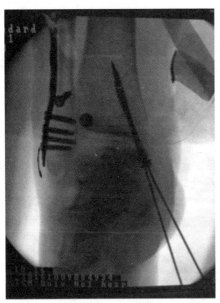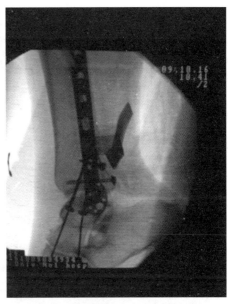

图 2-70 术后 X 线片证实骨折端对位对线良好、踝穴关系恢复、内固定位置理想

2. 二诊 术后 1 个月复诊,患者可扶拐杖,患肢部分负重下地活动,右踝酸胀,久行久立足踝部稍肿胀,舌质淡,苔薄白,脉浮。右踝外用双柏油膏外敷,并指导功能锻炼。中药予肢伤三方加减:当归 12g,白芍 12g,川断 12g,骨碎补 12g,威灵仙 12g,川木瓜 12g,牛膝 15g,黄芪 15g,熟地 15g,自然铜 10g,土鳖虫 10g。

3. 三诊 术后半年复诊,步行步态正常,踝部活动无障碍,饮食二便正常,舌质红,苔白,脉缓。复查 X 线片:骨折线消失,内固定位置良好(图 2-71)。

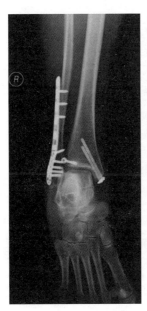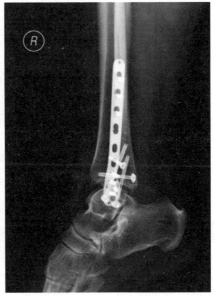

图 2-71 术后半年 X 线片

【功能锻炼】

术后即鼓励患者做足趾活动训练,以促进消肿,术后 3 天进行骨折端无痛下的踝关节屈伸活动训练。术后 3 周切口愈合后,可配合通络祛风散外用熏洗,促进关节功能恢复。术后 1 个月,可进行踝关节无负重屈伸锻炼,扶拐下地活动,在医师指导下右侧踝关节逐渐负重。术后半年随访骨折愈合,踝关节功能恢复良好。

【案例评析】

踝关节骨折为足踝部常见损伤类型,对其诊断治疗需要牢固建立"筋骨并重"理念。诊断方面,除了 X 线片检查外,CT 检查尤为重要,本案骨折 X 线片检查难以发现后踝骨折,而 CT 断层扫描可以清晰显示后踝骨块,并提供三维重建等信息。在骨折诊断之外,还需对踝关节周围韧带等软组织进行全面分析。

对于踝关节骨折的软组织条件必须全面考虑,此处软组织覆盖较菲薄,一旦肿胀,容易发生张力性水疱,甚至出现骨筋膜间室综合征。因此,软组织充分消肿是治疗的基础,对于此类移位明显的踝关节骨折,早期采用跟骨牵引,有助于改善骨折对位对线及促进软组织消肿。由于踝关节骨折后骨折短缩移位,导致踝穴关系不匹配,对踝关节功能影响较大。非手术治疗只适用于撕脱骨折等对踝关节稳定性影响较小的损伤类型。对于影响踝关节稳定性的移位骨折,手术治疗已经成为主要手段。手术的目的在于恢复踝穴解剖关系,重建踝关节稳定性,提供早期功能康复训练。踝关节骨折属于关节内骨折,对于恢复解剖关系要求较高,且踝关节又为负重关节,为避免后期慢性踝关节不稳定及创伤性关节炎,手术切开在直视下进行复位固定,能达到骨折端的解剖复位及坚强固定。

九、跟 骨 骨 折

【病史资料】

患者,男,42 岁,"因高处坠落致左足跟部肿痛,活动受限 6 小时"来诊。症见:左足跟部肿胀,疼痛,关节活动受限。体查:左侧足跟肿胀,压痛,局部皮下可见瘀斑,足背动脉搏动可触及,肢体末端血运正常,左足趾及踝关节活动正常。舌质暗红,苔黄,脉弦。X 线片及 CT 检查见图 2-72、图 2-73。

【诊治过程】

1. 初诊 患者因高处坠落,左足跟着地导致足跟部肿痛,局部压痛明显,结合足部 X 线片、CT 表现,诊断为左跟骨粉碎性骨折。综合四诊,本病当属中医"骨折病"范畴,证属气滞血瘀。

根据患者的年龄,骨折的部位及类型,本案首选手术治疗,术前先行抬高患肢、冰敷、脱水消肿,待软组织肿胀消退后,再行切开复位钢板螺钉内固定术。观察软组织是否消肿最直接的标志是局部皮肤出现皱纹;手术切口设计亦十分重要,临床常用足跟外侧 L 形切口(图 2-74)。

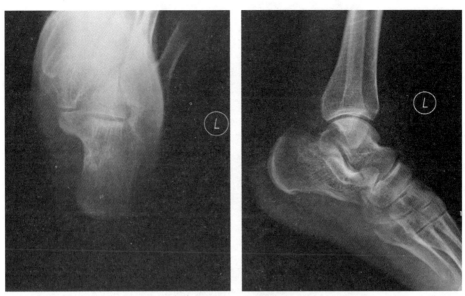

图 2-72 X 线片示:左侧跟骨骨折

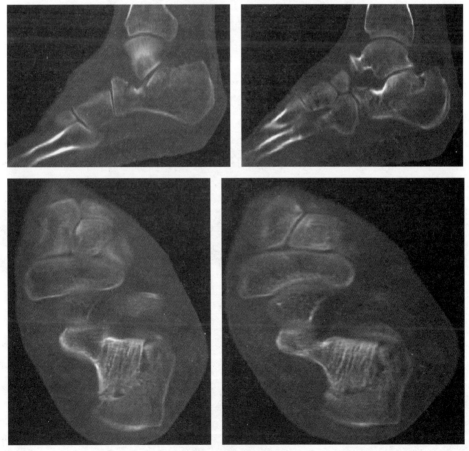

图 2-73 CT 检查示:左侧跟骨粉碎性骨折,关节面塌陷

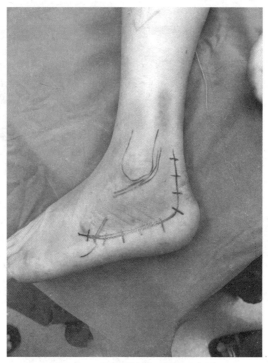

图 2-74 跟骨外侧 L 形切口入路

　　完善相关术前评估,排除手术禁忌证。术前可给予桃红四物汤加减,以活血消肿止痛。组方:熟地 15g,当归 10g,白芍 15g,川芎 10g,桃仁 5g,红花 5g,茯苓 20g,延胡索 20g,两面针 15g,田七 10g。术后行常规预防感染,对症治疗;中药行气活血化瘀,消肿止痛,拟肢伤一方加减,服用 1 周。组方:当归 12g,赤芍 12g,桃仁 5g,红花 5g,泽兰 15g,侧柏叶 10g,防风 10g,木通 10g,甘草 6g,生地 12g,乳香 10g。伤口拆线后同时予加味双柏散外敷以活血消肿。术后复查 X 线片:骨折复位良好,内固定位置良好(图 2-75)。术后 CT 检查显示:Böhler 角和 Gissane 角恢复,足部轴线良好(图 2-76)。

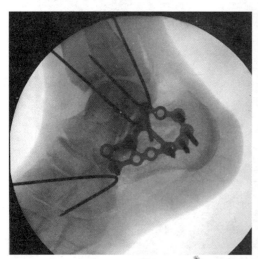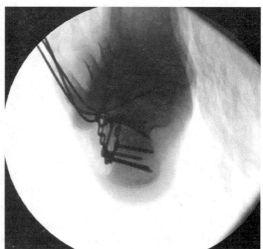

图 2-75 术后复查,骨折复位及内固定位置良好

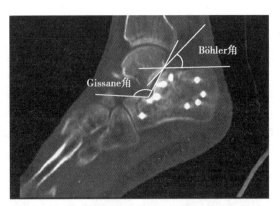

图 2-76 术后 CT 显示:Böhler 角和 Gissane 角

2. 二诊 术后 1 个月复诊,患者可扶拐杖,部分负重下地,左足踝部酸胀,久行足踝部肿胀,舌质淡,苔白,脉沉细。足踝部用双柏油膏外敷,指导功能锻炼。中药给予肢伤三方加减:当归 12g,白芍 12g,川断 12g,骨碎补 12g,威灵仙 12g,川木瓜 12g,天花粉 12g,黄芪 15g,熟地 15g,自然铜 10g,土鳖虫 10g。

3. 三诊 术后 3 个月复诊,步态稍呈跛行,仍有足踝部肿胀,日常活动无障碍,可下蹲,饮食、二便正常,舌质红,苔白,脉缓。嘱继续加强锻炼。复查 X 线片:骨折线模糊,内固定位置良好(图 2-77)。

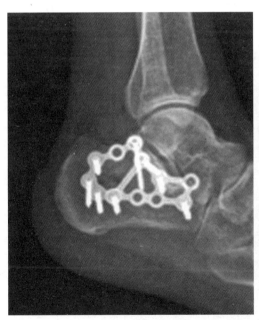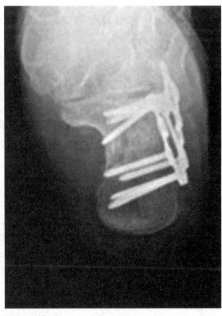

图 2-77 术后 3 个月 X 线片

4. 四诊 术后半年复诊,步行步态正常,日常活动无障碍。饮食、二便正常,舌淡红,苔薄白,脉缓。复查 X 线片见骨折线消失,内固定位置良好(图 2-78)。

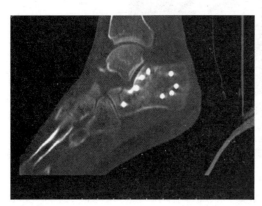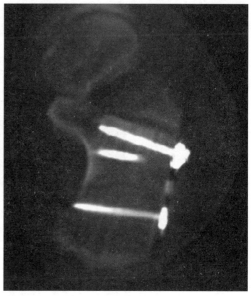

图 2-78　术后半年复查 X 线片

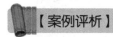【功能锻炼】

术后即鼓励患者做足趾活动训练,以促进消肿,术后 3 天进行骨折端无痛下的踝关节屈伸活动训练。术后 3 周,配合通络祛风散外用熏洗,促进关节功能恢复,1 个月后进行踝关节无负重屈伸锻炼。术后半年随访骨折愈合,足踝关节功能恢复良好。

【案例评析】

跟骨骨折是足部常见损伤类型,多由于垂直压缩暴力导致。在诊断方面,X 线检查可提供跟骨侧位及轴位图像,侧位片上有两个角度需要引起特别重视,即 Böhler 角和 Gissane 角。Böhler 角又称跟骨结节关节角,是指由跟骨后关节面最高点向跟骨结节和前结节最高点所形成的夹角,正常为 25°~40°,用于判断、评价跟骨高度和关节压缩情况;Gissane 角又称跟骨交叉角,是指由跟骨外侧沟底向前结节最高点连线与后关节面之间的夹角,正常为120°~145°,是用于评价跟骨前、中、后关节面相对应位置是否改变的指标。

跟骨骨折无论用何种方法治疗,软组织条件的考虑必须放在非常重要的位置,此处软组织覆盖菲薄,一旦肿胀,容易发生张力性水疱,故应待其充分消肿才可行下一步治疗。手术采用跟骨外侧 L 形切口,是由局部血管走行分布决定的,临床上如对此切口的血管分布走向不熟悉,容易发生局部皮肤切口坏死或感染,导致手术失败。因此,待软组织充分消肿与认识局部血管解剖是治疗的基础。

手术治疗的目的是恢复跟骨高度及长度,维持足弓稳定,重建距下关节面,提供早期功能康复训练。本案跟骨骨折采用跟骨外侧 L 形切口,在充分显露关节面的前提下,配合手法撬拨复位,有利于恢复跟骨高度及长度,同时对距下关节面进行直视下复位,钢板螺钉内固定提供稳定固定。目前对跟骨骨折是否需要植骨尚无定论,需要进一步研究。

中医药在本案跟骨骨折治疗中发挥了重要作用,根据伤科三期辨证用药思想,早期活血祛瘀，消肿止痛，内服桃红四物汤、外敷双柏散，促进肿胀消退；中期伤肢肿痛渐消，折端连接，骨未长坚，宜活血通络止痛，续筋接骨；后期则以补益气血、滋养肝肾为法。在康复中，贯彻"动静结合"原则，用通络祛风散疏风柔筋，在稳定骨折端的基础上，注意踝关节、下肢肌肉锻炼，对于恢复足弓及足踝部功能具有重要意义。

第三节　脊柱骨折

一、寰椎骨折

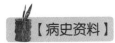
【病史资料】

患者，男，44岁，因"撞伤致枕颈部疼痛、颈部活动受限3天"来诊。症见：枕颈部疼痛，颈部活动受限，无头晕头痛，无四肢麻木乏力，无胸闷心悸，二便正常。体查：平车推入病房，颈椎生理弯曲存在，颈枕部压痛(+)，叩压痛(+)，双上肢皮节区针刺觉正常。颈椎活动受限。未见明显鹅颈畸形。四肢肌力、肌张力、肌容积正常。叩顶试验(+)，双侧转颈试验(+)，左下肢/右下肢直腿抬高试验(−)/(−)，左下肢/右下肢股神经牵拉试验(−)/(−)。生理反射存在，其余病理反射未引出。舌质暗，苔薄白，脉涩。颈椎CT示：寰椎前后弓骨折、分离，合并寰枢关节半脱位(图2-79)。

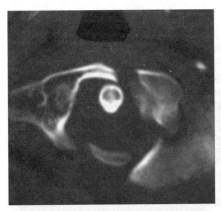
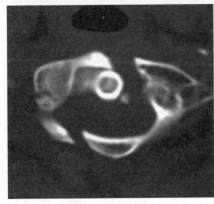
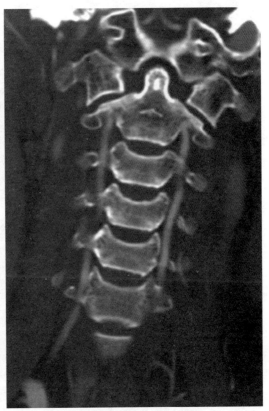

图2-79　颈椎CT轴位(左)和冠状位(右)提示寰椎前后弓骨折、分离

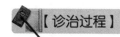【诊治过程】

1. 初诊 患者因滑倒头部撞墙后出现枕颈部疼痛及头痛,颈部活动受限,结合颈椎 CT 表现,诊断为:寰椎爆裂骨折合并寰枢横韧带断裂。综合四诊,本病当属中医"骨折病"范畴,证属气滞血瘀型。缘患者不慎跌落,外伤骨折,经脉损伤,气血运行不畅,经脉闭阻,气滞血瘀,气血不通则痛,故成本病。

结合患者病史及影像学表现,本案先行 Halo 架(头环背心)外固定,后行寰枢椎融合内固定术。将患者置于仰卧位,背部垫一宽约 10cm 木板,将头部置于木板上,悬空头部。体表定位,确定双侧眼眶外 1/3 及眉弓上 1cm 处为 Halo 头架前方固定点。预放头环,确定合适的固定孔后,对应皮肤使用浓度 0.5% 利多卡因溶液局部浸润麻醉。将头环逐次拧紧螺钉固定后,观察见头环固定良好。逐次连接背架及各个连接杆。检查确认外固定支架固定稳定后,完成手术,头环固定针处使用酒精纱块覆盖。术后复查 X 线片(图 2-80)。

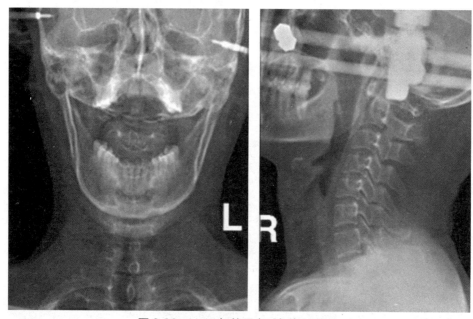

图 2-80 Halo 架外固定后复查 X 线片

Halo 架外固定 2 个月后,返院行二期寰枢椎融合内固定术,术后复查颈部 X 线片(图 2-81)及 CT(图 2-82)。

按骨折三期辨证用药,本案进入中期,局部肿痛渐消而未尽,活动仍然受限,舌暗红、苔薄白、脉弦缓,证属瘀血未尽,筋骨未复,治宜活血和营,接骨续筋,方用中成药接骨紫金丹。

2. 二诊 经治疗 5 个月后,患者复诊,诉枕颈部无明显疼痛,已恢复日常生活。复查 CT,内固定位置良好,后方植骨已融合(图 2-83)。症见:腰酸腿软,四肢无力,活动后局部隐隐作痛,舌质淡、苔白,脉虚细。证属肝肾不足,气血两虚,治宜补益肝肾,调养气血,方用六味地黄汤合壮腰健肾汤加减,外贴狗皮膏。

3. 三诊 经治疗 1 年后,患者复诊,枕颈部无疼痛,日常生活正常。复查 CT,内固定位置良好,C_{1-2} 后方完全融合(图 2-84)。

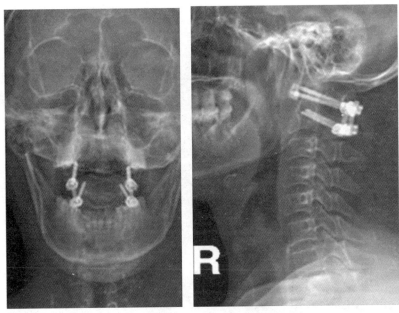

图 2-81 术后 X 线片示:内固定位置良好

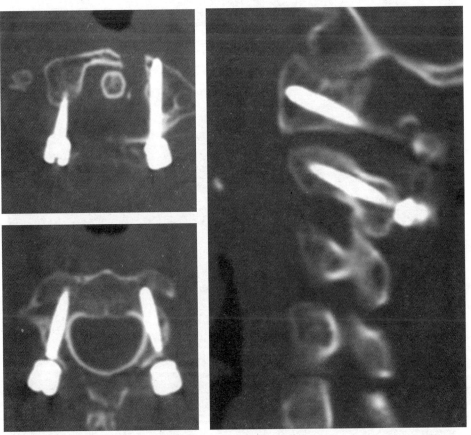

图 2-82 术后 CT 示:内固定位置良好

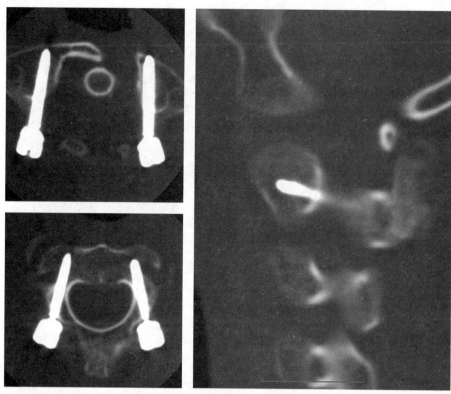

图 2-83 术后 5 个月复查 CT

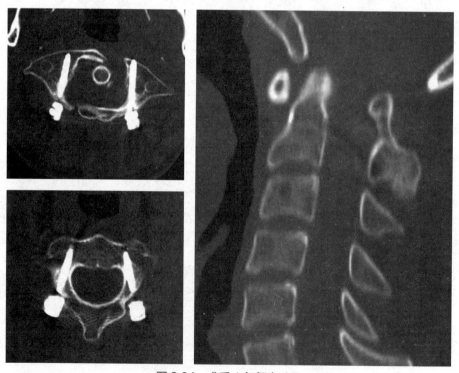

图 2-84 术后 1 年复查 CT

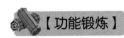
【功能锻炼】

对于此例寰椎骨折患者,若行非手术治疗,建议以过伸位颅骨牵引 3 周,牵引重量为 5kg,复位后行头颅胸石膏外固定,或者把牵引器与支具背心连接,固定 4~5 个月。但非手术治疗长期卧床,容易出现肺炎、血栓形成、压疮、钉道感染、头环脱落、螺钉穿入硬脑膜等并发症。若行手术治疗,术后需佩戴颈托保护 3 个月,有利于疾病恢复,直至复查提示颈椎骨性融合,避免过多低头、仰头及转颈动作。融合后需行颈背部肌肉功能锻炼,防止肌肉僵硬萎缩及慢性疼痛。

【案例评析】

寰椎骨折目前治疗方法存在较大争议,非手术疗法主要采用持续颈椎牵引,头颈胸石膏固定,头颈支具(费城颈围),Halo Vest 支架等。本案患者采用的 Halo 支架除了固定作用外,还有牵引功能,通过轴向牵引,在一定程度上可实现对寰椎侧块分离移位的复位,但很难维持持久稳定的复位,当患者直立负重后,常发生复位丢失,甚至可能使最初的侧块脱位再次发生,导致寰椎骨不连或畸形愈合。目前的研究认为,外固定对上颈椎的控制能力较差,存在愈合率不高和治疗时间长的特点,并发症也多,治疗效果欠佳,容易出现寰椎长期不稳及迟发性颈髓神经损伤等。二期手术治疗为寰枢椎获得即刻的稳定提供了良好方法。

本案寰椎骨折,能根据病情选用早期外固定支具,中后期寰枢椎融合内固定术,同时在各期配合骨折三期辨证用药,有理有节,层次清晰,疗效确切。

二、骨质疏松椎体压缩性骨折

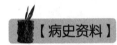
【病史资料】

患者,女,65 岁,因"摔伤致腰痛伴活动受限 2 个月"入院,症见:腰背部疼痛,活动及站立位时症状加重,平卧位可缓解,无间歇性跛行,无双下肢放射痛,无肢体感觉异常,二便无异常。既往有高血压及冠心病病史多年。体查:轮椅入院,腰椎生理弯曲存在,胸 11、胸 12 棘突压痛(+)、叩压痛(+),腰椎屈伸、侧屈、旋转活动轻度受限,双下肢肌力及感觉正常,生理反射存在,病理反射征未引出。舌质淡暗,苔白,脉弦。腰椎 X 线片示:胸 11 椎体压缩性骨折;胸椎 CT 示:胸 11 椎体压缩性骨折,未累及后柱(图 2-85);胸腰椎 MRI 示:胸 11 椎体压缩性骨折(图 2-86);腰椎骨密度检查提示:T 值为 −3.9。

【诊治过程】

1. 初诊 患者因平地行走摔倒后致腰背部疼痛,活动受限,活动及平卧位时症状加重,站立位可缓解。结合患者影像学表现及骨密度测定结果,诊断为胸 11 椎体骨质疏松性压缩骨折;中医当属"骨痿骨折病"范畴。

结合患者的病史、体质及影像学表现,本案拟行非手术治疗。嘱患者绝对卧床休息,治疗上予维 D 钙咀嚼片、骨化三醇胶丸改善骨质,用替米沙坦片、氨氯地平降血压,多潘立酮促胃蠕动及对症支持治疗。住院 1 周经非手术治疗后,患者腰痛明显缓解,病情稳定。出院后患者继续卧床4周,在佩戴腰背支具支持下活动6周后电话随访,患者诉腰背部无明显疼痛,腰背部活动无明显受限,无间歇性跛行,无双下肢放射痛,嘱患者继续服用维D钙咀嚼片、骨化三醇胶丸抗骨质疏松治疗。

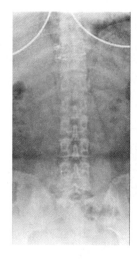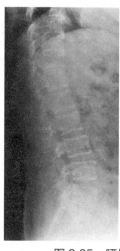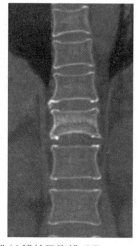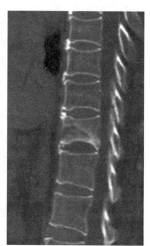

图2-85　腰椎X线片及胸椎CT

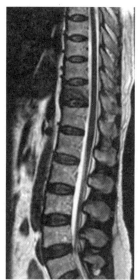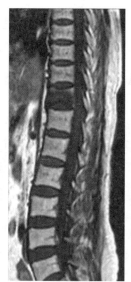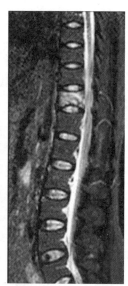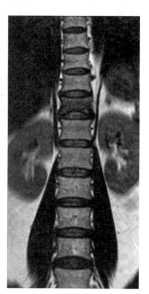

图2-86　胸腰椎MRI

按骨折三期辨证用药原则,该患者证属肝肾不足,气滞血瘀,本虚标实,治宜补益肝肾,行气活血,方用六味地黄汤与膈下逐瘀汤加减。

2. 二诊　经治疗3个月后,患者复诊,诉腰背疼痛较前明显缓解,已恢复日常生活。复查MRI示:胸11椎体陈旧性压缩性骨折(图2-87)。

3. 三诊　继续上述治疗,6个月后复诊,诉已无疼痛,胸腰活动尚可,无明显脊柱后凸畸形,无双下肢放射痛,二便未见异常。复查胸腰MRI示:骨折基本愈合(图2-88)。

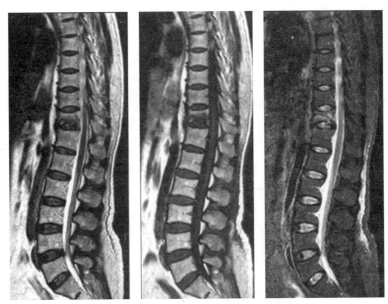

图 2-87 治疗 3 个月后复查 MRI

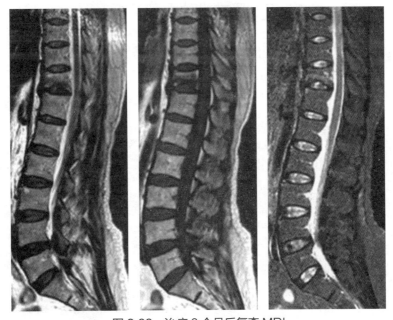

图 2-88 治疗 6 个月后复查 MRI

【功能锻炼】

骨质疏松性椎体压缩骨折患者,非手术治疗,通常建议绝对卧床 4 周,然后佩戴胸腰支具 6 周,逐步恢复行走功能;若行经皮椎体成形术或经皮球囊扩张椎体后凸成形术治疗,建议术后佩戴胸腰支具保护 1~3 个月。无论行非手术治疗还是手术治疗,均应注意胸腰背部肌肉功能锻炼,可促进骨折复位,防止肌肉僵硬萎缩及慢性腰背疼痛,有助于脊柱稳定;积极行抗骨质疏松治疗,可降低再骨折风险。

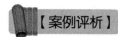

【案例评析】

骨质疏松性椎体骨折已逐渐成为老年人的一种常见疾病。多数患者为椎体轻度骨折,表现为腰背局部疼痛、活动受限,少数患者因骨质疏松严重或治疗不恰当,可出现椎体爆裂骨折、椎体严重塌陷、脊柱后凸畸形等,导致脊髓神经损害症状,甚则影响患者心肺及胃肠道功能,并增加了患者的死亡风险,严重影响患者的日常生活质量,给个人、家庭、社会带来沉重负担。

治疗目的:缓解疼痛;早期活动;维持脊柱的矢状面和冠状面稳定;预防晚期的神经压迫。非手术治疗的适应证:症状及体征较轻,无合并基础病,影像学检查为轻度压缩骨折,新鲜期骨质疏松性椎体压缩性骨折(osteoporotic vertebral compression fracture,OVCF),胸腰椎损伤分类及严重程度评分(TLICS)≤4分,无法耐受手术者。

治疗方法:①卧床休息,一般4~6周,腰背部垫软枕,具体根据骨折损伤程度决定。②支具:下地活动时建议佩戴。③对症治疗:应用镇痛剂缓解患者疼痛症状;降钙素减少骨折后急性骨丢失,并可减轻骨折后急性骨痛。④物理治疗:如低强度脉冲超声(LIPUS)、功能性电刺激(FES)、振动波和局部热敷等物理治疗方法,有助于促进患者早期康复。⑤抗骨质疏松药物治疗:钙剂、维生素D、抑制破骨细胞生成药物、促进成骨细胞形成药物、中药或中成药等。

三、腰椎椎体爆裂骨折

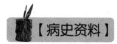

【病史资料】

患者,男,26岁。因"高处坠落致腰部疼痛、活动受限4小时"来诊。症见:腰背部疼痛,活动后加重,平卧休息可轻度缓解,无双下肢麻木、乏力、放射痛,小便正常,大便2~3日1次,质硬。体查:平车入院,腰背部叩压痛(+),转身活动困难,双下肢肌力和感觉正常,病理反射征未引出。腰椎X线片及CT示:L_1椎体压缩骨折(图2-89、图2-90);MRI示:L_1椎体新鲜压缩性骨折(图2-91)。

【诊治过程】

1. 初诊　患者因"高处坠落致腰部疼痛、活动受限4小时"入院,结合患者的病史及影像学表现,本案拟行后路L_1椎体骨折复位、T_{12}~L_2椎体椎弓根螺钉内固定手术。术前通过X线正侧位定位骨折椎体及上下椎体。术中使用专用海绵垫将患者胸部及髂部垫高,联合调整手术床使患者呈过伸俯卧体位,在全麻及多参数监护下完成手术。常规消毒,铺巾,术野贴皮肤保护薄膜后,沿棘突中线切开皮肤,止血,分层电刀切开皮下组织、浅筋膜,达到棘突,双侧椎板骨膜下剥离椎旁肌肉,达到椎间小关节,纱布垫填塞止血,上腰椎自动拉钩,分别在双侧人字嵴顶点进针,通过椎弓根向椎体前方打入定位针,C臂X线机下仔细确认定位针位置良好,钻孔,测深,丝攻,在T_{12}、L_1、L_2双侧拧入合适规格的椎弓根螺钉,伤椎使用短螺钉,其余螺钉长度以尽量贴近椎体前

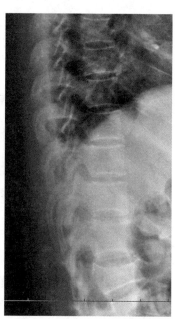

图2-89　X线侧位片示
L_1椎体压缩骨折

壁但不穿破前壁为宜。再次在 C 臂 X 线机正侧位透视下检查螺钉位置,正位显示螺钉钉尖介于同侧椎弓根与棘突之间,侧位显示螺钉位于上下终板之间。裁剪两根固定棒,按胸腰段生理弧度预弯合适,上双侧棒,调整好棒的位置,双侧同时撑开螺钉并旋紧螺母固定。检查见骨块向前复位,椎管管径恢复。最后以生理盐水冲洗伤口,留置伤口引流管,分层缝合深筋膜、皮下,最后美容缝合皮肤。术后常规使用抗生素等药物治疗,拔除伤口引流管后,在支具保护下下床活动。术后定期复查 X 线片及 CT(图 2-92),1 年后视骨折愈合情况取出内固定。

　　骨折三期辨证用药:本案属于骨折早期,证属气滞血瘀夹湿,治宜行气活血,消肿止痛,佐以祛湿,方用膈下逐瘀汤加减,外敷消瘀膏或消肿散。

　　2. 二诊　术后 3 个月,患者已恢复日常生活。X 线片见图 2-93。

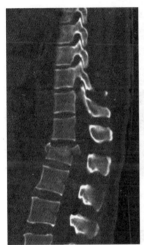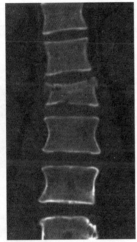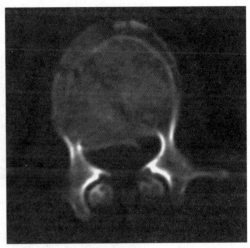

图 2-90　腰椎 CT 示 L_1 椎体爆裂骨折,上终板破裂,椎体压缩变扁,轻度向后突出,相应层面椎管狭窄

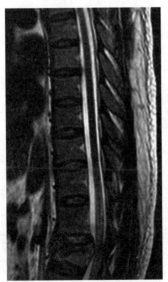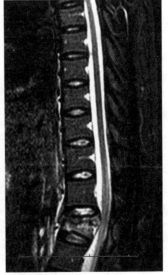

图 2-91　腰椎 MRI 矢状面 T_2 像(左)和脂抑像(右)示 L_1 椎体
新鲜压缩性骨折,伴有相应层面椎管狭窄

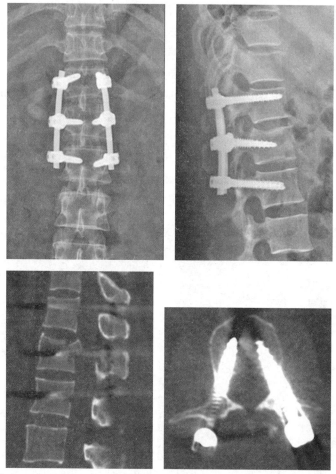

图 2-92　术后 X 线片、CT 见螺钉位置,伤椎置短钉有助于骨折复位,降低内固定失败风险

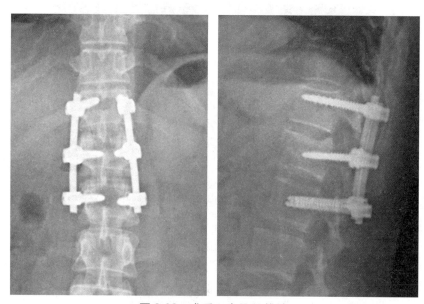

图 2-93　术后 3 个月 X 线片

3. 三诊 术后 6 个月, 患者已无明显疼痛, 腰部活动可, X 线及 CT 见内固定无明显松动, 椎体高度未见塌陷, 骨折线逐渐模糊、愈合 (图 2-94); 术后 1 年, 患者已无明显不适感, 腰部活动正常 (图 2-95), 椎体骨折已完全愈合, 手术取出内固定 (图 2-96)。

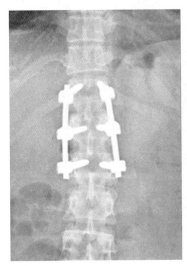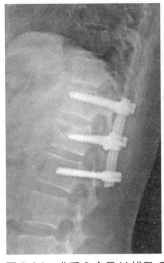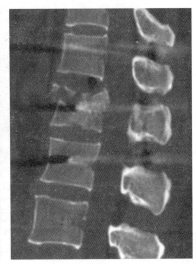

图 2-94 术后 6 个月 X 线及 CT

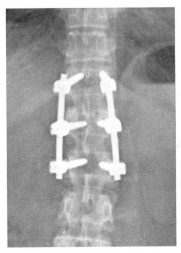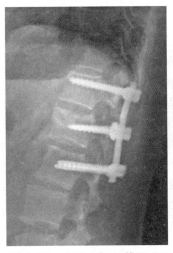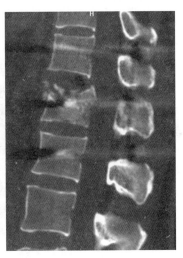

图 2-95 术后 1 年 X 线及 CT

【功能锻炼】

对于腰椎椎体骨折患者, 若行非手术治疗, 建议绝对卧床 6 周, 6 周后再佩戴胸腰支具 6 周, 逐步恢复行走功能; 若行骨折复位内固定手术治疗, 建议术后佩戴胸腰支具保护 8~12 周。无论行非手术治疗还是骨折复位内固定手术, 均应注意胸腰背部肌肉的功能锻炼, 可促进骨折愈合, 防止肌肉僵硬萎缩及慢性腰背疼痛, 有助于脊柱稳定。

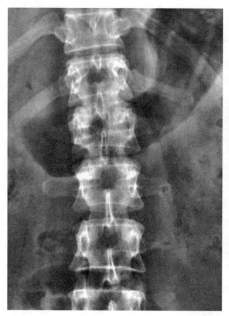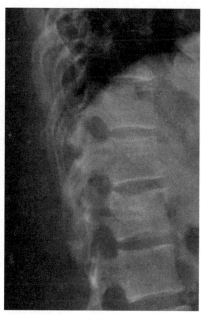

图 2-96 骨折愈合后取出内固定

【案例评析】

腰椎爆裂骨折的分类方法较多,最常用的为 Denis 分型。此外,负荷分担分类法(LSC)基于骨折椎 X 线侧位片和 CT 平扫及矢状位重建的影像学评估进行分类评分,此分类客观合理地评价了骨折椎前柱的载荷分担能力,为手术治疗方法的选择提供了有力证据,在临床使用较为广泛。2005 年,美国脊柱创伤研究组提出了胸腰椎损伤分类及严重程度评分(TLICS),TLICS 分类从脊柱损伤的形态、后方韧带复合体的完整性和神经功能状态 3 个主要特征来描述胸腰椎的损伤,根据患者损伤后的分类和评分的情况来指导临床治疗。综合借鉴以上分型特点,此例患者需要接受手术治疗。

对于没有神经损伤,或神经轻微损伤的相对稳定的爆裂骨折患者,非手术治疗亦可以取得较好疗效。手术治疗主要是针对不稳定型和伴有脊髓、神经损伤的爆裂骨折患者,具有以下几方面优点:可以早期下床活动;减少疼痛;方便护理,尤其对于多发骨折患者;可早期恢复正常的工作和生活;避免晚期神经损伤等并发症。对于选择手术治疗的患者,其手术时机、手术方式及疗效是必须要考虑的。

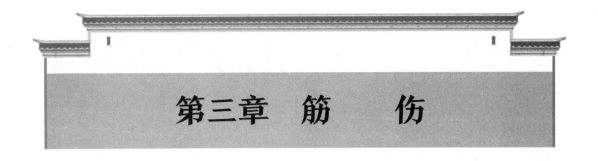

第三章 筋 伤

第一节 颈 椎 病

一、神经根型颈椎病

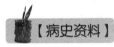【病史资料】

患者,女性,35岁,因"颈肩痛伴右上肢放射痛1月余"入院。1个月前无明显诱因出现颈部疼痛,伴右上肢放射痛,劳累后加重,行理疗后症状缓解不明显,症见:神清,精神可,颈、肩部疼痛,伴右上肢放射痛。体查:颈椎生理弯曲存在,C_3~C_6棘突旁压痛(+)、叩压痛(+),右肩胛骨下缘压痛(+),右上肢C_6皮节区针刺觉减退。肌力:右上肢伸腕及屈腕肌力较健侧减弱。双上肢肌张力正常,肌容积正常。右上肢臂丛牵拉试验(+),右侧椎间孔挤压试验(+),叩顶试验(−),双侧转颈试验(−),左/右侧斜角肌加压(Adson)试验(−)/(−)。生理反射存在,病理反射未引出,舌暗淡,苔薄白,脉弦。辅助检查:颈椎动力位DR示颈椎生理曲度后弓,$C_{5/6}$椎间隙变窄,椎小关节紊乱,可见双突征;颈椎CT示$C_{5/6}$椎间盘突出,硬膜囊前缘受压,椎管变窄;颈椎MRI示颈椎及椎间盘退行性变,$C_{3/4}$、$C_{5/6}$椎间盘左侧后型突出(图3-1)。

【诊治过程】

1. 初诊　患者颈肩痛伴右上肢放射痛1月余,结合临床表现及影像学资料(DR、CT和MRI),可诊断为神经根型颈椎病。四诊合参,本病当属中医"痹证"范畴,证属"气滞血瘀"。本病病位在颈段,应积极治疗,否则神经压迫,症状可进一步加重。

结合患者病史及影像学资料,本案拟行前路颈5~6人工椎间盘置换术。手术过程:麻醉成功后,患者取仰卧位,肩下垫枕,颈后仰,取头部轻度左偏位,常规碘酒、酒精消毒,铺巾。行颈前右侧即锁骨上约5cm横形切口,长约5cm。逐层切开皮肤、皮下组织,暴露颈阔肌,切开颈阔肌,游离颈阔肌下组织。于颈动脉鞘及食管之间入路,牵开、保护食管、甲状腺及颈动静脉、颈长肌等组织,暴露椎前筋膜,显露颈5椎体前方,定位针刺入颈5~6椎间盘,X线透视见定位准确。颈5、6椎体上置入撑开螺钉,并放置撑开器。行颈5~6椎间盘切除,人工椎间盘置换术。

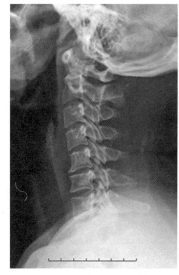
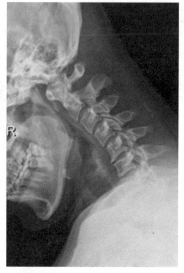
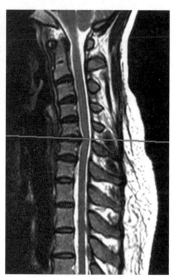
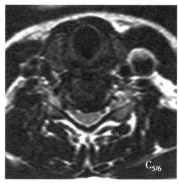
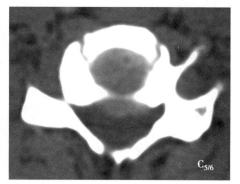

图 3-1 患者影像学检查

本例属气滞血瘀证,治法以活血化瘀、理气止痛为主,中药内服可选用桃红四物汤加减。方药:秦艽 10g,川芎 10g,桃仁 12g,红花 10g,甘草 8g,羌活 10g,没药 10g,当归 12g,五灵脂 12g,香附 15g,牛膝 20g,地龙 10g。

2. 二诊　经过 3 个月随访,患者颈部疼痛及右上肢麻痛症状较之前明显缓解,已恢复正常生活(图 3-2)。

3. 三诊　经过 1 年随访,患者颈椎活动度可,右上肢麻痛症状已经明显缓解,影像学检查:人工椎间盘位置良好,患者恢复正常生活。

 【功能锻炼】

经治疗,患者病情明显好转,嘱患者在颈托保护下功能锻炼 1 个月,出院后注意卧床休息,避免屈曲颈部及剧烈运动,适当加强颈项肌功能锻炼;出院后 1 个月、3 个月、半年及 1 年需回院复查,根据需要检查 X 线片、CT、MRI,不适随诊。患者术后恢复及生活质量良好。

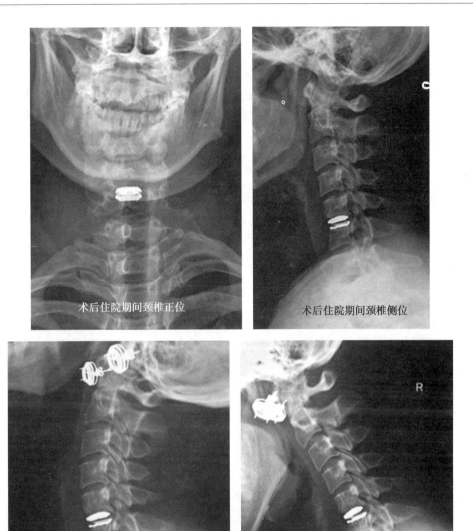

图 3-2 术后住院期间和术后 3 个月复查颈椎 DR:人工颈椎间盘位置良好

【案例评析】

　　神经根型颈椎病是指颈椎椎间盘退行性改变及其继发性病理改变所导致的神经根受压,引起相应神经分布区疼痛为主要临床表现的疾病。在其病因中,颈椎间盘的退行性改变是颈椎病发生发展过程中最为重要的原因,在此基础上引起一系列继发性病理改变,如颈椎间盘突出,相邻椎体后缘及外侧缘的骨刺形成,小关节及钩椎关节的增生肥大,黄韧带的增厚及向椎管内形成褶皱,这些病理性因素与椎间盘相互依存,互相影响,均可对颈神经根形成压迫,进而产生临床症状。既往神经根型颈椎病治疗比较单一,非手术治疗包括物理治疗、药物及牵引等,非手术无效或疗效差的患者只能选择手术治疗。

1955 年,自从 Robinson 和 Smith 首先报道了颈椎前路减压融合术以来,该项技术已经成为治疗颈椎退变性疾病(神经根型颈椎病)的重要方法。融合后虽然手术节段获得了长期稳定,但这是非生理状态的稳定,颈椎由此失去了相应的运动节段,造成颈椎总活动度减少,相邻节段出现退变加快等问题。因此,人们一直在观察前路融合术后相邻节段发生退变的规律,并努力寻找解决的办法。在"追求运动功能"和"预防邻椎退变"的潮流下,人工颈椎椎间盘置换术于 20 世纪后期应运而生。可以说,它的出现弥补了融合手术的不足。其设计理念是在前路椎间盘切除后,通过在椎间隙植入一个可以活动的装置,代替原来的椎间盘并行使其功能,可保留运动节段、减少出现相邻节段继发性退变。手术适应证:颈 3~ 胸 1 单节段或双节段的椎间盘退变性疾病,MR、CT 或脊髓造影等显示椎间盘突出、退变、椎间高度丢失等;经保守治疗 6 周以上无效者;推荐年龄 20~70 岁。综合考虑患者整体情况,此案例采用人工椎间盘置换手术。

与传统的融合手术相比,人工颈椎间盘置换术,神经功能改善与颈椎前路间盘切除融合术(ACDF)一致;可以保持正常的椎间隙高度,避免植骨块的塌陷及假关节形成;植入假体与人体椎间盘相似的特性,可以吸收震荡,维持责任节段正常活动度,防止邻近节段的退变。大量国内外多中心随机对照研究显示,人工颈椎间盘置换术后患者在疼痛、功能、生活质量、神经功能恢复方面均有很好的表现。

二、脊髓型颈椎病

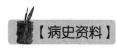
【病史资料】

患者,男,56 岁。因"双下肢麻痛伴乏力、行走不稳 2 月余,双上肢麻木 1 月余"来诊。患者 2 个月前无明显诱因出现双下肢麻痛,行走不稳,右下肢乏力明显,走路时脚踩棉花感,左下肢麻木较甚,伴针刺样疼痛,于当地医院就诊,CT 示:① $L_{4/5}$、L_5/S_1 椎间盘突出(后方中央型);② $L_{3/4}$ 椎间盘膨出。服药(具体不详)治疗,症状未见明显改善。1 个月前无明显诱因出现双上肢麻木,右侧为甚,握笔不稳,扣纽扣困难,休息后症状难以缓解。症见:双下肢麻痛伴乏力,行走不稳,双上肢麻木。既往体健。体查:蹒跚步态,颈椎生理弯曲存在,颈部压痛(−)、叩压痛(−),颈椎活动度可。肌力:右侧屈肘肌力及伸腕肌力 1 级。反射:双侧上腹壁反射消失。病理征:左 / 右侧 Hoffmann 征(+)/(+),左 / 右侧髌阵挛(+)/(+),左 / 右侧踝阵挛(+)/(+)。余生理反射存在,病理反射未引出。舌质淡暗、边有齿印,苔白,脉弦。入院后查颈椎 MRI(图 3-3),提示:①颈椎退行性变;② C_4、C_5 椎体不稳;③ $C_{3/4}$ 椎间盘膨出;④ $C_{4/5}$ 椎间盘右后方突出并椎管狭窄,后方脊髓变性。

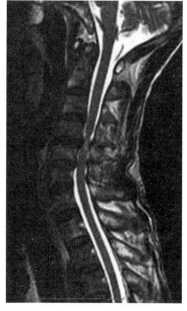

图 3-3 患者颈椎 MRI

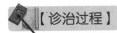

【诊治过程】

1. 初诊　患者无明显诱因出现双下肢麻痛伴乏力、行走不稳,双上肢麻木,结合颈椎 MRI 表现,诊断为脊髓型颈椎病。四诊合参,本病当属中医"痿证"范畴。

结合患者的病史及影像学表现,本案拟行前路 C_5 椎体次全切除减压、$C_{4/5}$、$C_{5/6}$ 椎间盘切除椎间植骨融合、$C_{4\text{-}6}$ 钢板螺钉内固定术。术后复查 CT 示内固定位置良好(图 3-4)。

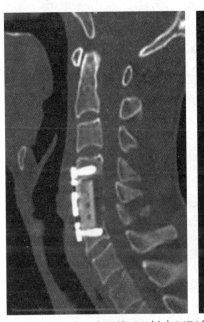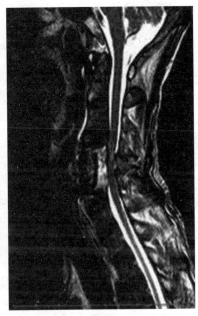

图 3-4　术后查颈椎 CT(左)、MRI(右)示:① $C_{4\text{-}6}$ 内固定位置良好;
② C_4 椎体水平脊髓变性

根据患者症状,辨证选方用药。脊髓型颈椎病以上下肢运动障碍、发抖,病起缓慢,间歇性发作为主,术后中药治宜补气活血化瘀,疏经通络,方以补阳还五汤加减。上下肢痹痛明显者可加用片姜黄、羌活、桂枝等药物。

2. 二诊　术后 5 个月,患者复诊,四肢麻木症状明显缓解,行走较术前稳当。复查 X 线片(图 3-5)示内固定位置良好,复查 MRI(图 3-6)示脊髓减压充分。

3. 三诊　术后 1 年随诊,患者四肢麻木症状已经明显缓解,行走功能正常。影像学检查:颈椎内固定位置良好。

【功能锻炼】

对于有症状的脊髓型颈椎病患者,脊髓压迫一方面影响脊髓前动脉血供,造成继发性缺血反应;另一方面,机械性压迫可以直接影响脊髓功能。患者临床症状、机体功能随着时间推移不断进展,因此需要外科手术治疗。若行非手术治疗,可采用中西医结合疗法配合针灸、理疗,定期复查 X 线片或者 MRI,主要为了了解脊髓受压状况;若行手术治疗,建议术后颈托保护。无论是非手术治疗还是手术治疗,均应注意颈部肌肉功能锻炼,可防止肌肉僵硬萎缩及慢性颈部疼痛。

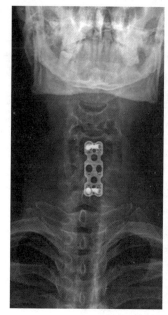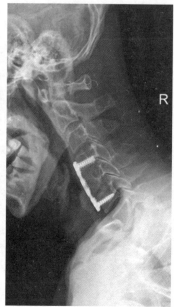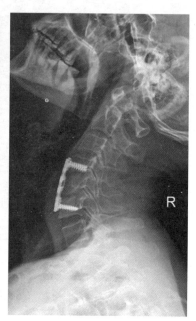

图 3-5 术后 5 个月 X 线片

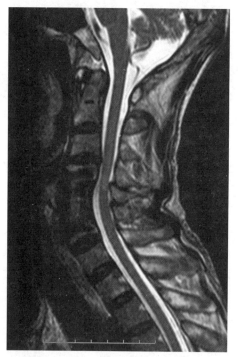

图 3-6 术后 5 个月 MRI

【案例评析】

有症状的脊髓型颈椎病一般需行手术治疗。手术治疗可以提高患者的功能,改善疼痛症状和神经状况。早期干预治疗可以阻止脊髓发生结构性病损,从而明显改善预后状况。

除非患者拒绝或存在手术禁忌,否则应当选择手术治疗脊髓型颈椎病。对于影像学上存在脊髓压迫表现而没有或缺乏相应临床体征的患者,目前尚无理想的治疗策略。无症状型脊髓压迫可以终生不产生症状。但是急性创伤可以使无症状型颈椎狭窄的患者出现脊髓损害表现。选择手术还是密切随访,这一决定最终还应当由患者本人做出。如果在 MRI 上发现了严重的脊髓压迫,即使没有临床症状,也有充分的理由建议手术治疗。如果患者要求非手术治疗,则应当进行密切随访,要求患者在症状进展时及时复诊。

第二节　腰椎退行性疾病

一、腰椎间盘突出症

【病史资料】

患者,男,38 岁。因"反复腰痛伴双下肢放射痛 1 月余"来诊。曾口服止痛药物,症状未见明显好转,后症状逐渐加重,双下肢疼痛伴麻木感。症见:腰痛伴双下肢放射痛,呈酸痛感,伴麻木,放射至足底。视觉模拟评分法(VAS)评分:6 分。体查:跛行步态,腰椎生理弯曲存在,腰 4、腰 5 棘突压痛(+)、叩压痛(−),活动明显受限,双下肢直腿抬高试验 45°,加强试验(+)。躯体神经功能正常(图 3-7)。舌质暗红,苔薄白,脉弦紧。腰椎正侧位、动力位(图 3-8),CT(图 3-9)及 MRI(图 3-10)提示:腰 4~5 椎间盘中央偏右型突出,并椎管中度狭窄,双侧侧隐窝变窄、神经根受压。

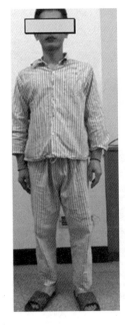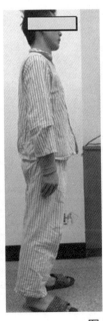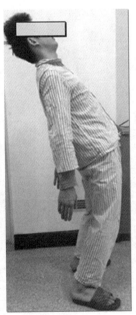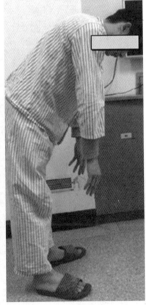

图 3-7　患者外观照

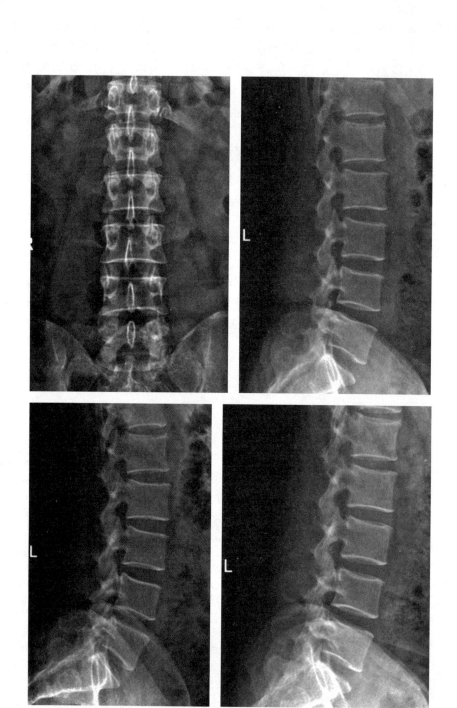

图 3-8 X 线片提示:腰椎生理曲度稍变直,椎体顺列未见异常,动力位未见椎体移位

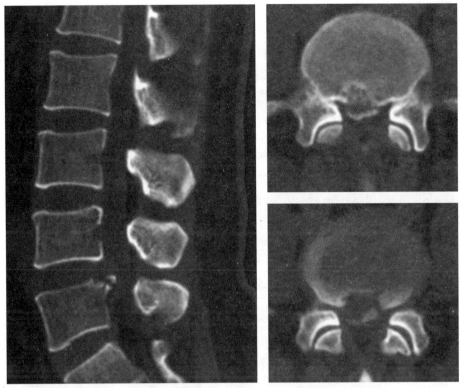

图 3-9 腰椎 CT 示:腰 4~5 椎间盘中央偏右型突出并钙化

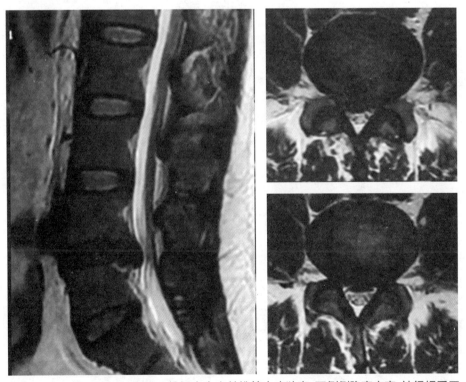

图 3-10 腰椎 MRI 示:腰 4~5 椎间盘突出并椎管中度狭窄,双侧侧隐窝变窄、神经根受压

【诊治过程】

1. 初诊 患者因反复腰痛伴双下肢放射痛、麻木入院,结合腰椎 X 线片、CT、MRI 表现,诊断为:腰椎间盘突出症(腰 4~5 中央偏右突出并钙化,伴中度椎管狭窄)。综合四诊,本病当属中医"痹证"范畴,证属"气滞血瘀"型。

患者的病程短,症状反复,逐渐加重,口服药物后症状缓解不明显,影响生活和工作,治疗上予激素消炎、脱水消除神经根水肿、营养神经、止痛等对症治疗。经 1 周非手术治疗后,患者腰痛及下肢放射痛症状明显好转,VAS 评分:2 分。出院后继续予消炎止痛、营养神经等治疗。

本案中医辨证为气滞血瘀证,治法以活血化瘀、理气止痛为主,中药内服可选用桃红四物汤加减:秦艽 12g,川芎 12g,桃仁 10g,红花 10g,甘草 5g,羌活 15g,没药 15g,当归 12g,五灵脂 12g,香附 12g,牛膝 20g,地龙 5g。外治上配合局部双柏散外敷、"棍点理筋"特色正骨手法。棍点理筋手法的特点是手摸心会和棍点代手,以拇指触诊感知筋膜、肌肉、骨骼病变,棍点代替手法,直达病所,完成松解粘连、筋膜肌肉激活、骨错缝复位。该手法的目的是恢复筋骨平衡,治疗现有疾病,延缓筋骨退变速率,提升患者功能与生活质量(图 3-11)。

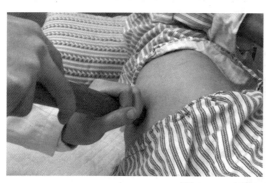
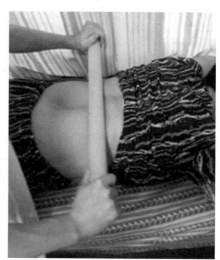

图 3-11 棍点理筋手法

2. 二诊 随诊 3 个月,患者腰痛症状已经明显缓解,双下肢小腿外侧残留有神经麻痛症状,行走功能正常。

3. 三诊 随诊 8 个月,患者腰痛及双下肢症状较前明显缓解,已经恢复正常生活。

【功能锻炼】

患者在非手术治疗期间,行下肢抬高训练,进行腰背部肌肉功能锻炼,防止肌肉僵硬萎缩及慢性腰背疼痛,有助于脊柱稳定。锻炼方式有飞燕点水式、五点支撑、三点支撑、四点支撑等,还应注意避免久坐久站。

【案例评析】

腰椎间盘突出症的治疗分为非手术治疗和手术治疗,80% 以上的腰椎间盘突出症能经非手术治疗使症状消失。非手术治疗是腰椎间盘突出症的首选方法,其适应证包括:初次发病,病程很短的患者;病程很长,但症状及体征较轻的患者;经特殊检查发现突出较小的患者;由于全身性疾患或局部皮肤疾病不能施行手术者;不同意手术的患者。手术治疗的适应证包括:症状重,影响生活和工作,经非手术治疗 3~6 个月无效,或症状严重,不能接受牵引、推拿等非手术治疗者;有广泛肌肉瘫痪、感觉减退以及马尾神经损害者(如鞍区感觉减退及大小便功能障碍等),有完全或部分瘫患者;伴有严重间歇性跛行者多同时有腰椎管狭窄症,如影像学检查显示椎管狭窄,且与临床症状吻合,均宜及早手术治疗;急性腰椎间盘突出症,根性疼痛剧烈无法缓解且持续性加重者。

二、腰椎管狭窄症

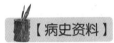

【病史资料】

黄某,女,65 岁,患者反复腰痛 2 年,加重伴间歇性跛行半年,既往无相关内科疾病病史。体查:腰椎生理弯曲存在,腰 3~5 棘突压痛(+)、叩压痛(+),腰椎屈伸、侧屈、旋转活动无受限,双下肢肌力及感觉正常,生理反射存在,病理反射征未引出。舌质淡暗,苔白腻,脉弦。影像学提示为腰 3~5 椎间盘突出,椎管狭窄,腰椎退变性侧弯(图 3-12、图 3-13)。

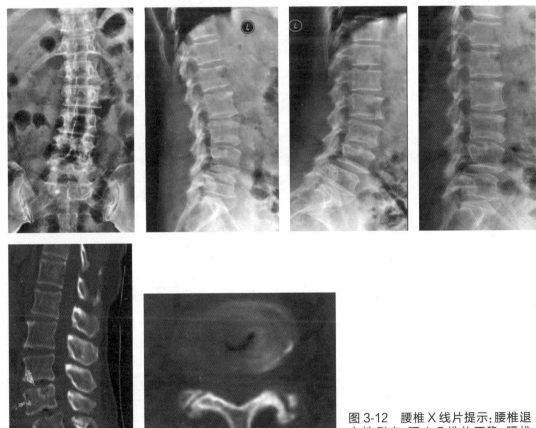

图 3-12 腰椎 X 线片提示:腰椎退变性侧突,腰 4~5 椎体不稳;腰椎 CT 提示:腰 4~5 椎间盘突出伴中央椎管狭窄

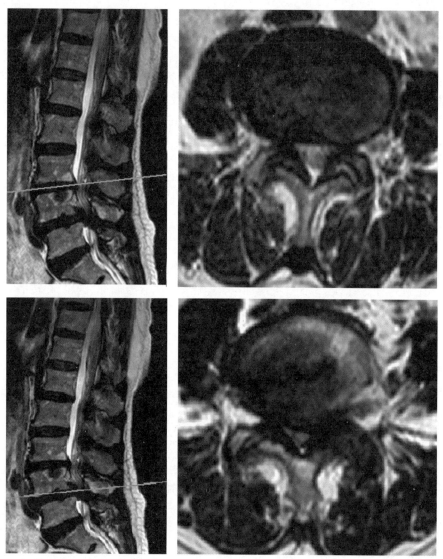

图 3-13 腰椎 MRI 提示：腰 4~5 椎间盘突出伴中央椎管狭窄，并黄韧带肥厚

【诊治过程】

1. 初诊　患者因反复腰痛 2 年，加重伴右下肢疼痛半年，活动受限，行走后症状加重，卧位可缓解，结合腰椎影像学表现，考虑诊断为腰椎管狭窄症。

本案的治疗拟分为两个层次，一是非手术疗法：包括卧床休息、功能锻炼、手法、针灸、牵引、棍点理筋法、穴位贴敷、熏蒸、口服中药、理疗等，联合口服及脱水、止痛、营养神经药物，如塞来昔布胶囊、甲钴胺片等，可在术前或术后选用。二是手术治疗：本案因侧隐窝或神经根管狭窄，需要手术切除小关节增生压迫，这样会造成椎体稳定性下降或合并腰椎不稳、滑脱或侧凸，故手术应在减压的同时，行腰椎融合内固定术（图 3-14）。

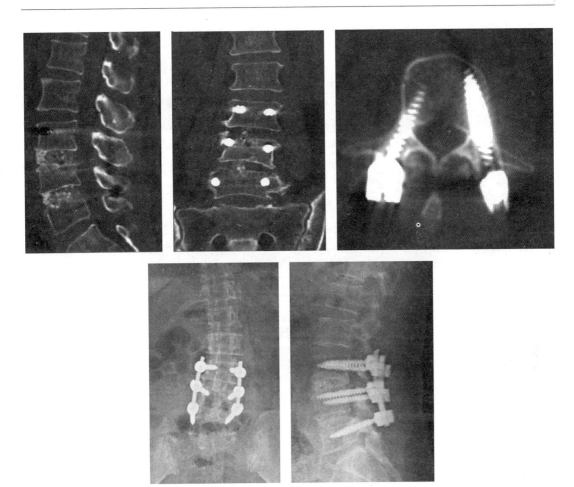

图 3-14 后路腰 3~5 椎板切除减压、椎间植骨融合内固定术

该患者表现为腰痛、下肢放射痛及麻木感,二便可,舌质淡暗、苔薄白、脉弦紧,证属气虚血瘀,中药治宜补气活血,化瘀止痛,方用桃红四物汤加减;同时,结合中医耳穴压豆,减轻疼痛;应用棍点理筋法、中药封包治疗及加味双柏散外敷伤处,减轻胸背部肿胀;以达到通经活络、活血化瘀的作用。

2. 二诊 经治疗 3 个月后,患者复诊,诉腰痛伴间歇性跛行较前明显缓解,已恢复日常生活。

3. 三诊 6 个月后复诊,诉已无明显疼痛,腰椎活动尚可,无明显脊柱后凸畸形,无双下肢放射痛,无肢体感觉异常,二便未见明显异常。

【功能锻炼】

腰椎管狭窄症患者,非手术治疗,通常建议绝对卧床休息,然后佩戴腰围 2 个月,逐步恢复行走功能;若行单纯腰椎管减压,可行经皮微创内镜手术,术后佩戴腰围保护 1 个月。无论是非手术治疗还是手术治疗,均应注意胸腰背部肌肉功能锻炼,可促进腰部功能改善,防止肌肉僵硬萎缩及慢性腰背疼痛,有助于脊柱稳定。

【案例评析】

腰椎管狭窄症是指腰椎椎管、神经根管及椎间孔变形或狭窄引起马尾神经根受压而产生相应临床症状的疾病。多发生于40岁以上的体力劳动者。有慢性腰痛史,部分患者有外伤史。本案临床主要表现为:长期反复的腰腿痛和间歇性跛行,腰痛在前屈时减轻,在后伸时加重,腿痛多为双侧,可交替出现,站立和行走时出现腰腿痛或麻木无力,疼痛和跛行逐渐加重,休息后好转。严重者可引起尿频或排尿困难。下肢肌萎缩,腱反射减弱,腰过伸试验阳性。腰椎管狭窄症应完善以下检查:腰椎正侧位X线片、过伸过屈(动力位)位片,评估腰椎生理曲度、序列及稳定性;腰椎三维CT,评估椎管内骨性狭窄的情况;腰椎MRI检查,评估突出的椎间盘大小、位置,关节囊及黄韧带的增生,神经根压迫情况,椎间盘退变程度等。对于单纯腰椎管狭窄(轻中度)的患者,首先选择保守治疗,包括卧床休息、功能锻炼、手法、针灸、牵引、棍点理筋法、穴位贴敷、熏蒸、口服中药、椎管注药、理疗等,联合脱水、止痛、营养神经等。对于经保守治疗后仍无明显改善的患者,应进行手术治疗。单纯减压手术可显著减少围手术期出血和手术时间。对于侧隐窝或神经根管狭窄,需要切除小关节,可能造成稳定性下降的患者,或合并腰椎不稳、滑脱或侧凸的患者,手术应选择减压联合腰椎融合内固定术。

第三节 上 肢 筋 伤

一、肩关节前脱位

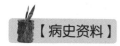【病史资料】

患者,男,50岁,因"不慎滑跌致右肩部疼痛、畸形2小时"来诊。跌倒时右上肢后伸,手掌着地,随即右肩关节剧烈疼痛,畸形,活动障碍。体查:患者用健手扶托伤肢,伤肢外观未见皮下瘀斑及皮损,右肩呈"方肩"畸形,肩峰下触诊呈空虚感,Dugas征阳性,右上肢末端血运、感觉及活动正常。舌淡红、苔薄白,脉弦。X线片示:右肩关节前脱位(图3-15)。

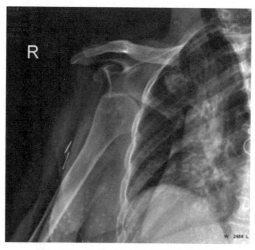

图3-15 X线片示:右肩关节前脱位

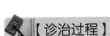【诊治过程】

1. 初诊 首诊医生用手牵足蹬法复位,多次复位未能整复成功。住院后采用"何氏抗撬法"整复,其过程如下:患者正坐,予以患肩关节腔注射 1% 利多卡因注射液 10mg,5 分钟后,术者站患侧,将患肩外展及屈肘,术者一臂(左脱位用右前臂,右脱位用左前臂)从腋后穿前,其臂托乘于患肩腋下,并用手指与患者手指相扣;另一手紧握患肘臂部,先用力慢慢向下外方牵引,然后使之摆向内侧;这时,在腋下之臂上托肱骨头,向外上方拉,彼此做抗撬之势(图 3-16)。术者可感到患者的肱骨头逐渐离开锁骨或喙突下,当靠近关节盂时,加大患肩内收内旋,此时旋动的肱骨头可自关节盂旁回纳到关节腔中。

复位后检查:复位后双肩对称,剧痛已消,Dugas 征阴性,可主动做耸肩运动,患肢末端血运、感觉未见异常,X 线片:右肩关节脱位经整复关系正常(图 3-17)。术后固定:屈曲肘关节,用三角巾将右手屈肘悬吊于胸壁前 3 周。

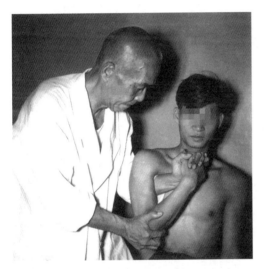

图 3-16 何氏抗撬法整复肩关节脱位

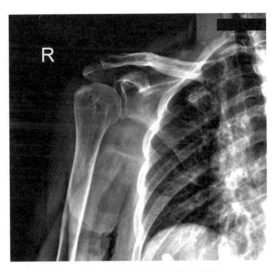

图 3-17 肩关节复位后的 X 线片

治疗:患者肩部有明显外伤史,血脉受损,血溢脉外,离经之血停而成瘀,瘀阻经络,经脉阻滞,不通则痛。内治宜采用舒筋活络,祛瘀止痛之法,方用理伤定痛汤(何竹林经验方)加减:三七末(冲服)3g,桃仁 10g,红花 6g,当归(尾)10g,续断、赤芍、川牛膝各 12g,泽兰 15g。4 剂,水煎服,每日 1 剂。

2. 二诊 患者精神佳,右肩部复位后第 4 天复查,局部外观无异常,上肢末端血运、感觉正常,指导患者继续进行耸肩、握拳,肘部屈伸运动,避免上臂外展、外旋动作,内服中药治以补益肝肾,强壮筋骨,方选劲脊汤加减:杜仲 20g,五爪龙 20g,党参 20g,牛大力 20g,千斤拔 20g,玉竹 20g,怀牛膝 15g,狗脊 15g,鸡血藤 15g,川萆薢 15g。7 剂,水煎服,隔日 1 剂。嘱 2 周后复诊。

3. 三诊 患者复位已 3 周,功能锻炼进展顺利,予以拆除三角巾,嘱患者 2 个月内避免肩外展、外旋过度用力运动。

【功能锻炼】

康复指导:固定期间鼓励患者练习手腕、手指屈伸活动,但须防止上臂外旋,外展后伸。练习肩关节小范围耸肩、运肩活动,以无痛为度。3周后除去三角巾悬吊,可恢复日常生理功能,但不适宜强烈运动。预后:肩关节脱位经复位后,一般预后良好。

【案例评析】

肩关节脱位亦称"肩骨脱臼",是全身关节脱位中最常见的部位。肩关节由肱骨头和肩关节盂构成,属球窝关节。肩胛盂小且浅,只占肱骨头关节面的1/3,关节的前下方肌肉较少,关节囊又松弛,是肩关节最薄弱的地方。这种特殊的解剖结构,导致上臂外展、外旋体位时,经间接暴力易造成肩关节前脱位。肩关节前脱位常伴有肩袖的损伤、肱骨大结节撕脱性骨折和关节盂唇骨折等。

肩关节前脱位的诊断确立后,应及时进行整复,越早进行,越易复位,拖延耽搁,只会使肿胀严重、肌肉痉挛更明显,增加复位难度。肩关节前脱位复位方法很多。广州西关正骨之何竹林"抗撬法"的优点在于:单人操作,力巧而灵活,有利于寻找关节囊的破裂口,术者对肱骨头滑动感会更强。另外,操作活动度小,安全性高,力度容易把握,避免了损伤神经血管或者肱骨外科颈骨折等意外事故发生。

该操作方法的原理是通过术者托腋之前臂作为支点,同时向外牵引用力;而另一手做内收用力,呈撬开之势。操作时,持患肘(臂)部之力向下牵引,让肱骨头靠近关节盂处,并用力使患肩外展、外旋带动肱骨头以对抗胸大肌、喙肱肌、肩胛下肌的痉挛。这时移位的肱二头肌肌腱得以理顺,当肱骨头达到关节盂水平时则加大抗撬力度,并使肩部内收、内旋,令肱骨头在肱二头肌长头腱、肩胛下肌等组织的弹性牵拉下沿破裂的关节囊裂口原路回纳到关节腔中。如复位未能成功,仍可在持续牵引下轻柔地内外旋转上肢,以寻找滑动入臼感。

《伤科汇纂》曰:"上髎不与接骨同,全凭手法及身功,宜轻宜重为高手,兼吓兼骗是上工,法使骤然人不觉,患如知也骨已拢。"因此,操作宜稳当,善用巧力,遇有阻力不可粗暴从事。对于极难整复的肩关节脱位,可能是肱二头肌长头腱由结节间沟向外侧滑出,阻挡肱骨头的回纳,造成手法复位困难,若因盲目整复而造成外科颈骨折,不仅增加了病者的痛苦,而且使一个简单的肩关节脱位变成一个复杂的病例。

二、肩关节周围炎

【病史资料】

患者,男,49岁,因"右肩部疼痛伴活动受限半年余"来诊,患者于半年前摔倒后出现右肩部疼痛,伴活动受限,至当地就诊,X线片检查右肩未见骨折及脱位征象,予止痛、外敷膏药、三角巾悬吊制动等处理后,患者右肩疼痛症状稍缓解,但右肩关节活动功能仍受限明显。体查:右肩肌肉无明显萎缩,右肩关节结节间沟压痛,Speed试验(+),Jobe试验(-),右肩关节主动、被动活动受限明显,以肩关节外展及外旋活动受限为甚。舌质暗、苔白,脉弦。X线片:右肩关节未见骨折及脱位征象(图3-18)。右肩关节CT三维重建:右肱骨大结节骨质增生(图3-19)。右肩关节MRI示:右肩冈上肌损伤可能(图3-20)。

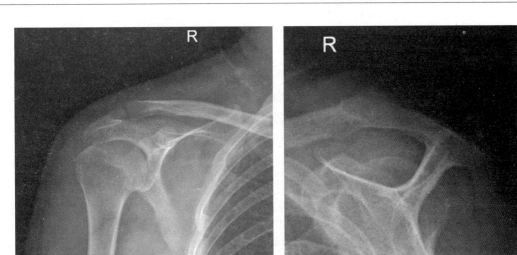

图 3-18 右肩关节正位、Y 位 X 线片

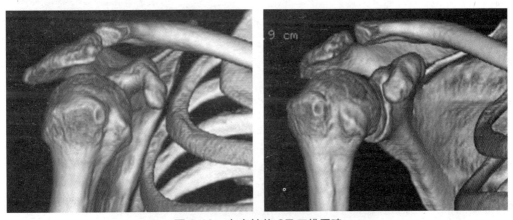

图 3-19 右肩关节 CT 三维重建

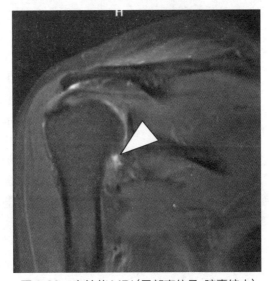

图 3-20 肩关节 MRI(局部高信号,腋囊缩小)

【诊治过程】

1. 初诊　该患者因跌倒致右肩关节疼痛、活动受限,结合临床症状及影像学表现,中医诊断为肩痹,辨证为气滞血瘀;西医诊断为继发性肩关节周围炎(又叫冻结肩)。患者经非手术治疗后,未见明显效果,术前 MRI 提示冈上肌肌腱损伤可能,建议患者行关节镜下冻结肩松解手术,目的有二:其一,镜下检查是否真的存在肩袖损伤,如有可一并处理;其二,患者为中年男性,经非手术无效,又急于返回工作岗位,镜下松解恢复更快、更彻底、更安全,可避免手法松解可能引起的肩袖损伤、肱骨骨折等意外。

手术治疗:患者侧卧位,取右肩关节镜标准前、后入路。首先在后方入路观察,通过前方入路置入,用刨刀清理关节周围增生的滑膜,置入射频刀头,沿肩胛下肌腱上缘切除部分关节囊及盂肱中韧带,清理肩袖间隙的增生组织(图 3-21)。经肩胛下肌与盂唇之间松解前方关节囊及盂肱下韧带前束,尽可能沿着盂唇边缘向后方延伸到盂唇最低点(6 点钟位置)。使用交换棒,前方改为观察入路,后方改为操作入路,并置入射频刀头,首先向近端松解至肱二头肌长头肌腱后缘,完成后上方松解后,向下逐步松解盂肱下韧带后束,并沿着盂唇边缘向前方延伸到盂唇最低点,与前方松解汇合,完成关节囊的 U 形松解。镜下见关节囊 U 形松解彻底,冲洗,关节腔内注射 2%利多卡因 10ml+ 曲安奈德注射液 20mg,缝合切口。

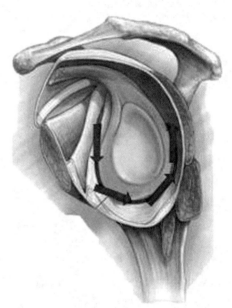

图 3-21　肩袖间隙的增生组织示意图

术后次日给予中药内服以活血化瘀、消肿止痛,方用桃红四物汤合五苓散加减,方药:当归 12g,赤芍 12g,桃仁 5g,红花 5g,桂枝 10g,茯苓 15g,泽泻 15g,白术 20g,甘草 6g,生地 12g,桑枝 6g。其中,桃仁、红花活血化瘀,当归、生地、赤芍养血活血,茯苓、泽泻、白术健脾利湿消肿,桂枝温阳化气,桑枝载药上行,甘草调和诸药。同时指导患者行右肩关节全范围主动功能锻炼,包括前屈、外展、后伸及外旋功能,以活动到最大角度时停止,并维持 10 秒钟,每个动作锻炼 3 次。术后第 3 天出院,并告知其每日坚持锻炼右肩活动功能,逐日增加活动度,直到恢复正常肩关节活动范围。

2. 二诊　术后 2 周复查,右肩部活动时仍有疼痛,体查:见右肩部伤口愈合良好,未见明显红肿及液体渗出,舌质红,苔白,脉沉缓。右肩活动度较前改善明显。

给予伤口拆线,并嘱继续每日锻炼右肩活动功能,避免再次粘连。右肩部外用广州中医药大学第一附属医院院内制剂加味双柏散(大黄、泽兰、黄柏、薄荷等药物)外洗,消肿止痛,减轻锻炼导致的局部疼痛症状。中药以活血行气、通络止痛为法,方拟活血定痛汤加减,方药:当归 10g,赤芍 10g,苏木 15g,桃仁 6g,川芎 9g,陈皮 6g,乌药 12g,木通 9g,荆芥 6g,羌活 6g,甘草 6g。其中,当归、赤芍、桃仁活血养血;苏木、川芎、乌药行气止痛;陈皮理气;木通通

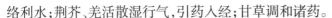

络利水;荆芥、羌活散湿行气,引药入经;甘草调和诸药。

3. 三诊 术后 1 个月随访,肩关节疼痛消失,肩关节活动基本恢复正常。舌质红,苔白,脉沉缓。中药以补肾强筋为法,给予独活寄生汤加减,方药:独活 9g,桑寄生 15g,杜仲 9g,牛膝 9g,茯苓 12g,川芎 6g,人参 9g,当归 9g,芍药 9g,熟地黄 12g,甘草 6g。其中,独活、桑寄生补肾健骨,除湿和营;牛膝、杜仲、熟地黄补益肝肾,强壮筋骨;川芎、当归、芍药补血活血;人参、茯苓、甘草益气扶脾。

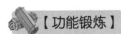

【功能锻炼】

松解术后 24 小时内给予患者右肩部冰敷,以减轻局部肿胀情况,术后尽早开始进行肩关节的功能锻炼,由康复师指导进行肩关节各个方向的被动活动,早期活动时由康复师辅助进行。每次均在可忍受的疼痛范围内,牵拉肩关节到各个方向的最大限度,每个方向每组活动 3~4 次,每天 2 组。牵拉练习后立即给予冰袋外敷 20 分钟。根据患者的身体情况,逐步进行肩关节的主动训练,如钟摆练习、环形钟摆等。要求活动范围尽量达到患者能耐受的最大角度,训练时动作充分且有一定力度。每天 5 组,每组 20 次。

术后康复应遵循早期、足量的原则,每次牵拉锻炼均应达到患者能承受的最大角度,尤其是肩关节外旋活动的锻炼。冻结肩的康复不能只是局限于活动度的训练,由于长时间的活动度受限,肩关节周围相应的肌肉力量都会有不同程度的减弱,还有关节的本体感觉、协调性、运动模式等都会改变,故对于肩关节镜下关节囊微创松解术后的患者,要进行全面的康复训练,术后正确的康复是手术取得良好效果的保证。

【案例评析】

本病例患者外伤后出现右肩关节疼痛伴活动受限,经非手术治疗无效,查体:右肩关节主动、被动活动均受限明显,结节间沟压痛及 Speed 试验阳性提示可能存在肱二头肌长头腱炎症,判断是否有肩袖损伤的 Jobe 试验虽阴性,但术前 MRI 检查提示不能排除冈上肌损伤可能。考虑患者为中年男性,肩部肌肉壮硕,右肩粘连严重,如进行简单的麻醉下手法松解,可能出现松解不彻底或松解过程中发生肩袖损伤、肱骨骨折等意外,遂进行关节镜下 U 形松解术,并可进一步探查肩袖情况。术中未见明显冈上肌肌腱损伤,肱二头肌肌腱存在充血红肿的炎症表现,但无明显磨损及撕裂。

关节镜下冻结肩松解的主要目的是松解引起肩关节粘连的主要结构和组织,清理引起肩关节疼痛的炎症性滑膜组织。盂肱上韧带 - 喙肱韧带复合体位于肩袖间隙中,是限制肩关节体侧外旋的结构之一,也是松解的第一个重点位置。下方关节囊隐窝区域增生肥厚的关节囊组织是限制肩关节外展的主要原因,也是松解的第二个重点位置,在松解时可增加侧方牵引,使下方关节囊紧张,逐层由浅及深松解至肌腹结构。而松解肩关节后下限部位的关节囊,可改善肩关节内旋活动。上方关节囊不会限制肩关节的上举及内外旋活动,不需要进行松解。

继发性冻结肩常有外伤史,在超过 50 岁的人群中,由于肩袖损伤的发病率上升,需明确两者的鉴别诊断。术前 MRI 是诊断肩袖损伤的最主要检查手段,但在程度较轻、撕裂较小的肩袖损伤中,敏感性不高。术前体查可以为鉴别诊断提供一定帮助,但继发性冻结肩患者往往肩关节活动受限明显,查体配合程度并不高。随着肩关节镜技术的发展,目前肩关节镜已成为治疗冻结肩的重要手段,集诊断与治疗于一体,具有创伤小、疗效优、康复快等特点。

继发性冻结肩的术后康复亦是治疗重点,术后早期就让患者坚持进行肩关节全范围的功能活动锻炼,是避免肩关节松解后再次粘连的关键。因此,术前及术后指导患者学会自行进行肩关节活动度锻炼,是确保继发性冻结肩治疗效果的必要手段。

三、肩 袖 损 伤

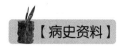【病史资料】

患者,女,65 岁,因"左肩关节疼痛 2 月余"来诊。患者于 2 个多月前洗澡时跌倒,致左肩关节疼痛,活动时明显,当地医院予外敷药物等非手术治疗,左肩疼痛未见明显缓解。体查:左肩关节主动活动受限,左肩结节间沟压痛(+),0° 外展抗阻试验(+),Jobe 试验(+)。舌质暗、苔白、脉弦。MRI 检查:左肩冈上肌撕裂,肱二头肌长头腱水肿,肩峰下滑囊积液(图 3-22)。

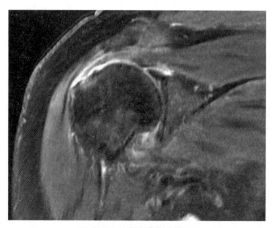

图 3-22 左侧肩袖损伤

【诊治过程】

1. 初诊 该患者因跌倒致左肩关节疼痛、力弱,结合临床症状及影像学表现,中医诊断为肩部伤筋,辨证为气滞血瘀;西医诊断为肩袖损伤(左肩)、左肱二头肌长头腱肌腱炎。

结合患者年龄及病史,患者受伤后保守治疗近 2 个月,症状无明显改善,结合患者目前影像学资料及临床表现,建议患者行关节镜下肩袖修补手术。

手术治疗:患者侧卧位,取左肩关节镜标准前、后入路,镜下见左肩关节内滑膜增生,肱二头肌长头腱充血、变性,予以切断,肩胛下肌腱未见撕裂。转入肩峰下间隙,左侧肩峰增生,呈Ⅱ型肩峰,肩峰下滑膜增生,冈上肌呈新月形撕裂并退缩,长约 1.5cm,肩峰下间隙与关节腔相通。术中冈上肌肩袖撕裂使用 2 枚金属带线锚钉(5.0mm)缝合肩袖后,缝线以扇形均匀覆盖在肩袖表面,并通过外排钉(4.75mm)固定在大结节外侧中点 1cm 处(图 3-23)。

术后患者维持外展支具固定患肢,按照中医辨证治疗,中药内服以活血化瘀、消肿止痛为法,术后次日使用桃红四物汤合五苓散加减:当归 12g,赤芍 12g,桃仁 5g,红花 5g,桂枝 10g,茯苓 15g,泽泻 15g,白术 20g,甘草 6g,生地 12g,桑枝 6g。术后第五天患者出院,并告知其每日脱下支具在床边锻炼桌面滑动及外旋功能,活动范围以引起轻度疼痛为度,并维持 10 秒钟,每个动作锻炼 3 次(图 3-24)。

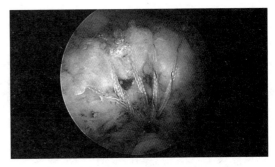

图 3-23 肩袖缝合术后关节镜下所见

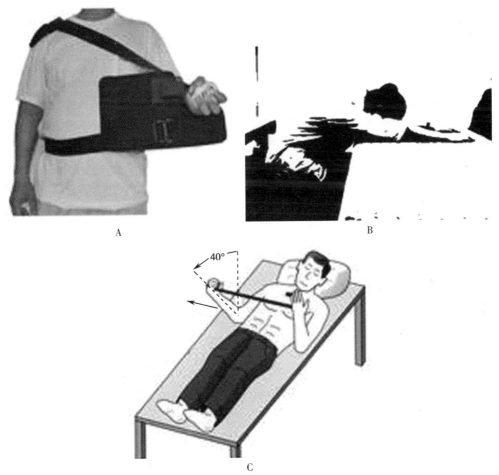

A

B

C

图 3-24 外展支具固定及肩关节活动度练习示意图
A.外展支具固定;B.桌面滑动;C.外旋

2. 二诊 患者术后 2 周返院复查,见左肩部敷料干洁,左肩部伤口愈合良好,未见明显红肿及液体渗出,舌质红、苔白,脉弦细。给予伤口拆线,并告知其维持外展支具固定,继续每日在床边或桌边被动锻炼前屈及外旋功能。

3. 三诊 术后 6 周复诊,患者左肩部仍有少许疼痛不适,三角肌肌肉萎缩,左肩部伤口愈合良好,左肩维持外展支具固定,舌质红,苔白,脉沉缓。

治疗:停止外展支具固定,并指导其站立位时借助体操棒行助动功能锻炼(主要以锻炼前屈、外展及外旋功能为主),锻炼强度以患者能耐受为度,肩部外用加味双柏膏外敷,消肿止痛,减轻锻炼导致的局部肿痛症状。中药内服给予肢伤三方加减:当归12g,白芍12g,川断12g,骨碎补12g,威灵仙12g,川木瓜12g,天花粉12g,黄芪15g,桑枝6g,姜黄9g。

4. 四诊 术后3个月,患者肩关节疼痛消失,肩关节活动基本恢复正常,肩部外旋及外展肌力稍弱,舌红,苔白,脉沉缓。给予广州中医药大学第一附属医院岭南特色膏方——滋肾强筋膏方口服,并嘱其加强肩部外展及外旋抗阻锻炼,增加肌力。

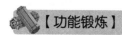

肩袖损伤患者术后康复极为重要,直接关系日后功能恢复情况,康复训练的基础是重建正常的肌肉平衡和肩关节肩胛骨周围的力量,保证整个运动链的增强,为此我们专门制订了系统的肩袖损伤术后康复方案,具体如下:

1. 肩关节活动度的恢复 肩袖损伤修补以后,需佩戴肩关节外展支具,佩戴时间4~6周。应与患者充分沟通,强调术后康复及佩戴支具的重要性。支具的佩戴是为了保护手术的成功,所以佩戴时间必须足够,需严格按照康复计划进行。肩关节这时候处于活动受限的状态,会发生粘连,针对这一问题,要进行肩关节活动范围的训练:主要是四个方面,即前屈、外展、内旋和外旋这四个功能。在佩戴支具固定期,肘关节和手部关节可以活动,同时可行双肩耸动活动。至4~6周后,肩关节要进主动活动,如穿衣服、轻微的活动等。还要进行肩关节前屈训练,如爬墙、双肩拉绳子的动作、画圈的摆动等,恢复肩关节能做的动作。

2. 肩关节周围肌肉力量的锻炼 肩袖撕裂损伤及术后,肩关节很长时间不进行活动,肩袖会萎缩,肩关节周围的肌肉也会发生萎缩。周围的肌肉力量锻炼,是在肩关节活动度有一定程度恢复后进行的,如可做一些持哑铃、持轻微重物,做一些弹力带的活动,以恢复肩关节周围肌肉的力量。

总之,肩关节运动术后康复训练要循序渐进地进行,不要着急,一般需要持续1年左右。

【案例评析】

本病例患者外伤后左肩关节疼痛伴有主动活动受限,查体:左肩关节被动活动无明显受限,Jobe试验阳性,结合MRI表现,诊断明确,为左肩肩袖撕裂,断端回缩明显,需行手术治疗。术中见肩袖撕裂,撕裂形态为新月形,裂口前后径为1.5cm,符合肩袖撕裂的诊断。同时发现肱二头肌腱变性并有明显炎症反应,结合患者个体情况(女性,65岁,非优势侧,非体力劳动者),予以肱二头肌腱切断处理,未进行再固定。回缩的肩袖组织经过松解后,可复位到足印区,缝合张力不大。

大型肩袖撕裂的治疗,传统方法是使用2~3枚外排锚钉的网状缝线桥技术。本例患者我们使用的扇形缝线桥技术,与之有所不同。其在保留缝线桥技术增加肩袖骨床接触面积等优点的同时,减少了锚钉的使用,最大限度地保留了肱骨头的骨量。但是,单个外排锚钉,固定强度相应下降,因此适用于缝合张力较小的肩袖撕裂病例。对于肩袖张力较大,肱骨头骨质疏松明显的病例,应该继续使用标准的缝线桥技术。

肩袖撕裂,术后康复非常关键。术后6周内,必须严格运用支具固定,告知患者保持患侧肩关节轻度外展内旋位,只进行桌面滑动及外旋等被动活动练习,不能进行主动外展及抬肩锻炼以防肩袖再次撕裂。后期肩袖愈合后可按计划进行助动、主动、抗阻练习,逐步恢复关节功能。

四、肩锁关节炎

【病史资料】

患者,女,54岁,因"右侧肩关节疼痛伴活动受限1年余"来诊。患者于1年前出现右肩疼痛,伴有活动受限,曾在当地医院治疗,诊断为"右侧冻结肩",行理疗及口服消炎止痛药物后疼痛缓解不明显。其间曾间断多次于外院门诊予右肩关节穿刺注射药物(具体不详)。体查:右侧肩锁关节压痛(+),水平内收试验(+),右肩关节外旋及水平内收活动较对侧受限明显。舌质淡、苔白,脉沉细。患者入院时的影像学检查如图3-25、图3-26所示。

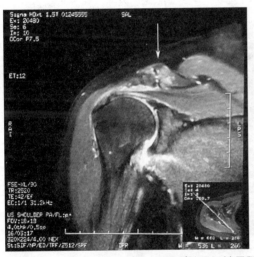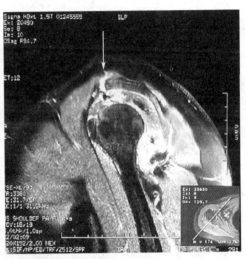

图3-25　MRI(锁骨远端骨髓水肿,肩锁关节内明显积液)

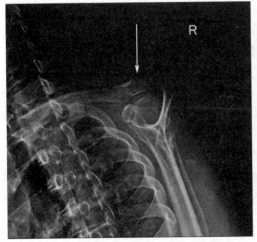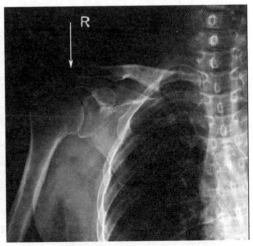

图3-26　右肩关节正位、Y位X线片(锁骨远端骨质增生)

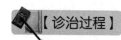【诊治过程】

1. 初诊 该患者无明显外伤史,右肩关节疼痛伴有内收活动时疼痛,结合临床症状及影像学表现,中医诊断为肩痹,辨证为阳气亏虚;西医诊断为右肩锁关节炎。患者外院经过治疗以及局部注射后疗效不佳,考虑可行关节镜下锁骨远端切除术。

手术治疗:取右肩关节镜标准前、后入路,进入盂肱关节,清除部分增生的滑膜组织。然后将关节镜置入肩峰下间隙进行探查,经外侧入路用刨刀及射频消融清理肩峰下滑囊及肩锁关节下方软组织,使用磨钻去除锁骨远端表面下皮质以标记切除范围,并用射频消融止血。经外侧入路置入关节镜,前方入路置入柱形磨头,由前向后行锁骨远端切除,切除范围约8mm,术中注意保护肩锁关节上方关节囊(图 3-27)。

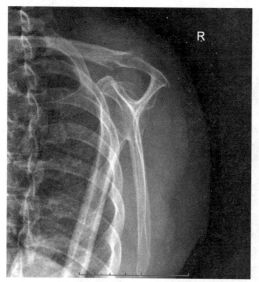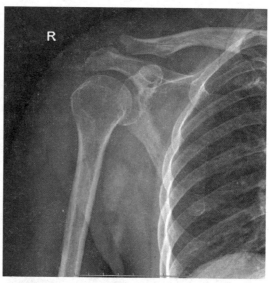

图 3-27 术后 X 线片

术后使用冰敷减少术区肿胀,三角吊带保护患肢 4 周。按照中医辨证治疗,给予中药内服以活血化瘀、消肿止痛,方用桃红四物汤合五苓散加减。具体方药:当归 12g,赤芍 12g,桃仁 5g,红花 5g,桂枝 10g,茯苓 15g,泽泻 15g,白术 20g,甘草 6g,生地 12g,桑枝 6g。同时嘱患者行钟摆样活动患肢,术后第三天出院,并告知其每日可自行解下吊带,活动患肩。

2. 二诊 术后 2 周复诊,伤口拆线。右肩部疼痛较术前明显好转,右肩维持三角吊带保护,水平内收痛(-),舌质淡,苔白,脉沉。肩部外用加味双柏膏外敷,并指导功能锻炼。中药内服给予肢伤三方加减:当归 12g,白芍 12g,川断 12g,骨碎补 12g,威灵仙 12g,川木瓜 12g,天花粉 12g,黄芪 15g,桑枝 6g,姜黄 9g。

3. 三诊 术后 3 个月复查(图 3-28),患者肩关节疼痛消失,肩关节活动范围恢复正常,舌质淡,苔白,脉沉。给予加强肩关节全范围主动肌力锻炼。结合患者年龄以及舌脉情况,中药以补益肝肾为法,方拟独活寄生汤加减:黄芪 20g,独活 15g,桑寄生 15g,杜仲 10g,牛膝 10g,细辛 6g,秦艽 6g,茯苓 10g,肉桂心 6g,防风 6g,川芎 10g,人参 15g,甘草 6g,当归 15g,白芍 10g,熟地黄 15g,姜黄 6g。

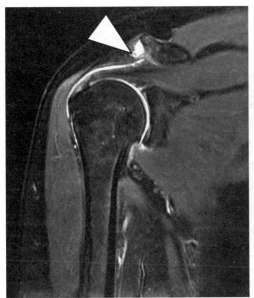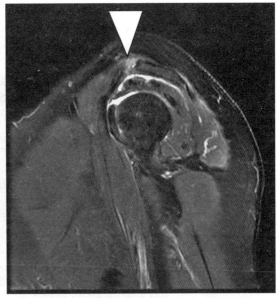

图 3-28　术后 3 个月肩关节 MRI（肩锁关节少量积液）

【功能锻炼】

锁骨远端切除术后 24 小时内患肩冰敷，以减轻局部肿胀情况，术后患者用三角吊带悬吊患肢保护 4 周，术后第一天可行患肢钟摆式功能锻炼，健侧手辅助下被动活动患侧肩关节，也可练习耸肩以及手部的握力练习。4 周后去除三角悬吊带，进行主动肌力练习活动。

【案例评析】

本例病案告诫我们临床查体的重要性，肩锁关节炎患者没有明显外伤史而出现肩部疼痛情况，其主要原因为肩关节过度使用或者关节内退变导致。患者体格检查常表现为肩锁关节触诊疼痛和上臂跨越躯干水平内收时疼痛。由于本病较盂肱关节内病变少见，如果不详细查体，漏诊的可能性较大。

本病经非手术治疗无效时，可考虑手术治疗。关节镜下切除锁骨远端相比开放手术具有更满意的临床效果。术中需要注意切勿过多切除锁骨远端而破坏肩锁关节囊、喙锁韧带等组织，因其均可造成肩锁关节不稳定，从而导致术后出现疼痛和肩锁关节脱位等症状。一般锁骨远端切除不宜超过 1cm，应在关节镜下严密监视磨钻的打磨范围和深度，避免切除过度。

第四节　下　肢　筋　伤

一、膝关节软骨损伤

【病史资料】

患者，男，16 岁。因"扭伤致右膝关节疼痛 4 月余"来诊。入院时见：右膝关节疼痛，屈伸活动时加重。体查：轻度跛行步态，右膝无肿胀，右膝关节外侧间隙压痛（+），右膝关节伸屈活动度：0°~130°。舌质淡暗，苔薄白，脉弦。结合病史及体格检查，初步诊断为膝关节软骨及半月板损伤，行 MRI 检查显示：股骨外侧髁高信号影，软骨缺损变薄（图 3-29）。

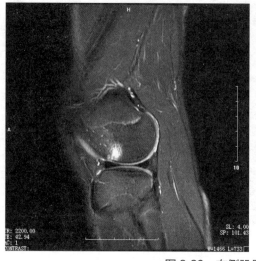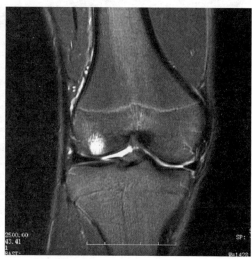

图 3-29　右侧股骨外侧髁软骨损伤

【诊治过程】

1. 初诊　患者因扭伤导致右膝关节疼痛，关节活动时疼痛加重伴有关节间隙压痛。综合四诊，本病当属中医"膝部伤筋"的范畴，证属气滞血瘀。

结合患者年龄、受伤部位及类型，本案拟行关节软骨修复术，可先在关节镜检下进一步明确损伤情况，以及行软骨取样培养，待 2 周后，回植于右股骨外侧髁软骨损伤处。图 3-30 为关节镜下软骨损伤影像。

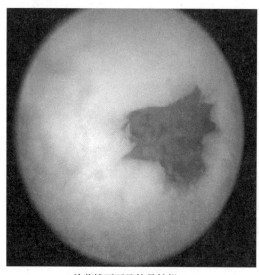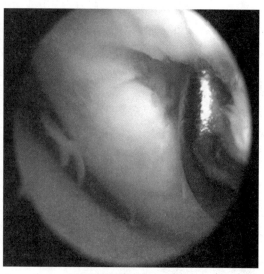

关节镜下可见软骨缺损　　　　　　　　探针探查软骨缺损程度

图 3-30　关节镜下右股骨外侧髁软骨损伤

2. 二诊 2周后,患者返院,准备行软骨植入手术。术前体格检查,与第一次入院相比,右膝关节外侧间隙压痛减轻,右膝麦氏征阴性。患者疼痛症状有所缓解,然而缺损软骨未能自行修复,故需行软骨植入手术。图3-31、图3-32为软骨回植时的情况。

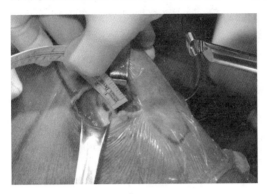

图 3-31 切开暴露软骨损伤区域

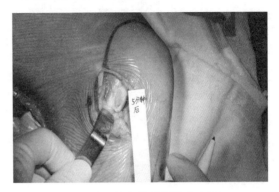

图 3-32 植入的软骨贴合牢固

3. 三诊 术后2周复查,见膝关节敷料干洁,伤口愈合良好,未见明显红肿及液体渗出,舌质红、苔白、脉弦细。伤口拆线,并嘱避免负重,每日在床边锻炼股四头肌功能。中医学认为"肾主骨""肝主筋",软骨损伤与肝肾密切相关,补益肝肾、活血通络为治疗软骨损伤的主要治法,遂予广州中医药大学第一附属医院院内制剂关节康片口服,其主要成分为红花、独活、牛膝、盐杜仲、全蝎、枸杞等,功能活血化瘀,补益肝肾,强筋壮骨,从而促进软骨修复。

4. 四诊 术后6周返院复查,见膝关节伤口已愈合,继续避免负重,在床边锻炼股四头肌功能。在口服关节康片的基础上,予疗筋膏(广州中医药大学第一附属医院院内制剂)外敷,并予针灸治疗,取穴:内、外侧膝眼,梁丘,足三里等。嘱3个月后返院复查MRI,查看软骨修复情况。

5. 五诊 术后3个月,行MRI检查,显示移植软骨生长良好(图3-33、图3-34)。患者右膝关节疼痛消失,功能康复良好。

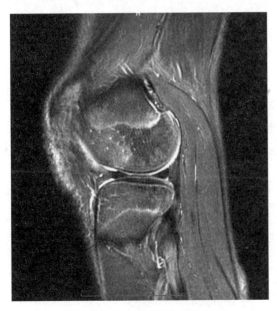

图 3-33 MRI 显示软骨生长

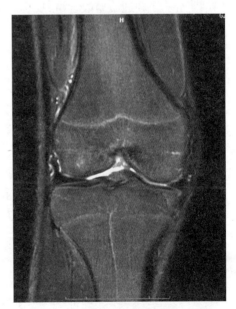

图 3-34 冠状位 MRI 显示软骨修复

【功能锻炼】

软骨移植术后24小时内伤口疼痛明显,应早期用支具固定,术后48小时膝关节可行CPM训练:起始角度15°,在患者舒适的情况下,每天逐渐增加10°,3周达到完全生理运动范围。每天锻炼6小时。另告知患者注意:每天锻炼时,需要先在原先的度数基础上锻炼几分钟,患者适应之后再增加CPM训练活动度数;在第6周膝关节活动范围至少达到90°,并可逐渐使用双拐。使用双拐上下楼时应注意:上楼时先将健侧腿迈上台阶,再将患侧腿迈上台阶;下楼时先将双拐移到下一台阶,再将患侧腿迈下台阶,最后将健侧腿迈下台阶。术后第6~12周逐渐使用单拐,膝关节活动范围至少为120°~130°。术后12周弃拐,完全负重、正常步态。在此阶段,膝关节活动已达到完全生理运动范围,可进行各角度运动。

【案例评析】

现代研究证实,软骨是一种无血管、神经、淋巴长入的组织,其营养主要依靠关节滑液、软骨下骨在运动中通过挤压等方式供给,血供少,生长缓慢,始终处于关节液浸泡状态,这些生理特点是导致软骨损伤修复困难的直接原因。经过多年的探索、研究,软骨损伤的修复始终无法给出一套完美的解决方案,仍然是医学界的难题。

中医理论认为软骨内合于肝肾,所以软骨损伤应以肝肾论治为主,鉴于软骨损伤病因较单一,基本均与外伤、劳损、退变相关。针对本病治疗,可予以补肝肾行气活血的治疗原则来进行。我院中医骨伤科院内制剂关节康片,共计17种中药,治疗软骨损伤的疗效明确,且可以改善患者全身状况,值得进一步的开发研究和推广应用。临床观察认为补肾活血法治疗软骨损伤或劳损,可显著缓解临床症状和改善膝关节功能;同时发现软骨损伤与患者血清基质金属蛋白酶Ⅲ、肿瘤坏死因子α、白细胞介素Ⅰ、透明质酸、脂质过氧化物含量及超氧化物歧化酶活性有关。研究表明,补肾活血中药可降低血清中基质金属蛋白酶Ⅲ、肿瘤坏死因子α、白细胞介素Ⅰ和透明质酸含量,提高超氧化物歧化酶活性,抑制损害进程。

二、踝 扭 伤

【病史资料】

患者,女,43岁。患者因"左踝部反复疼痛1年余"就诊。患者于1年前下楼梯时扭伤左踝,受伤时左踝呈跖屈、内翻位,致左踝及足部疼痛、肿胀,行走时加重,于当地某医院行X线片检查示:左踝无骨折,左足第5跖骨基底部骨折,骨折无移位。予左踝部石膏外固定制动,口服消炎止痛及活血化瘀药物等治疗后,左踝部肿胀缓解,左足疼痛消失,但左踝疼痛无明显缓解。扶拐入院,诉左踝部疼痛,负重行走时疼痛明显。舌质暗红,苔薄白,脉弦。体查:左踝部稍肿胀,左踝外侧压痛(+)。X线片:左踝无异常征象,左足第5跖骨基底部骨折已愈合(图3-35)。

【诊治过程】

1. 初诊 患者因"左踝部反复疼痛1年余"入院,结合临床症状及影像学表现,中医诊断为踝部筋伤,属气滞血瘀证;西医诊断为左踝关节扭伤。

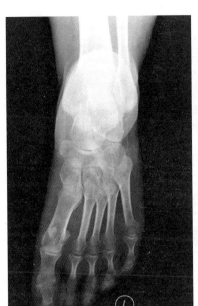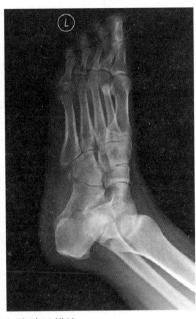

图 3-35　患者入院时 X 线片

患者因扭伤左踝致踝部肿痛、第 5 跖骨基底部骨折,经治疗骨折已愈合,遗留左踝反复疼痛。影像学未见明显异常,查体未见踝关节明显松弛感,且患者无踝关节不稳情况。目前考虑为患者踝部筋骨受创,导致关节不利,属中医"骨错缝、筋出槽"范畴,故施以手法及中药治疗:

(1)重点运用关节粘连传统松解术进行手法治疗,主要操作如下:①先以轻柔手法放松左踝部筋骨,并找出患处痛点及"筋结"部位;②轻巧点按痛点部位及"筋结",待痛点及"筋结"消散后,行拉、伸、拔、摇等手法正骨理筋;③最后,沿着腓骨短肌肌腱及踝关节外侧副韧带走行方向捋顺患处。手法完成后可配合加味双柏膏外敷以消肿止痛。每 2 天行一次手法治疗,持续 2 周。

(2)中药内服:以活血化瘀、消肿止痛为法,方选桃红四物汤合五苓散加减。具体方药:当归 12g,赤芍 12g,桃仁 5g,红花 5g,桂枝 10g,茯苓 15g,泽泻 15g,白术 20g,生地 12g,牛膝15g,甘草 6g。

2. 二诊　2 周后,患者已可弃拐行走,左踝外侧遗留部分酸痛,久行之后尤为明显。考虑"骨错缝、筋出槽"之情况已纠正,目前酸痛来源于筋骨未坚,继续予上方服用,并予祛风通络散外洗。

3. 三诊　1 个月后,患者左踝部酸痛减轻,偶有酸软感,久行、久站之后较明显。考虑患者久伤之后,肝肾亏虚,筋骨修复缓慢,中药以补益肝肾为法,方拟独活寄生汤口服:黄芪20g,独活 15g,桑寄生 15g,杜仲 10g,牛膝 10g,细辛 6g,秦艽 6g,茯苓 10g,肉桂心 6g,防风6g,川芎 10g,人参 15g,甘草 6g,当归 15g,白芍 10g,熟地黄 15g,姜黄 6g。继续配合祛风通络散外洗。

4. 四诊　3 个月后,患者左踝部酸痛消失,体育活动后左踝部偶有酸软不适。考虑患者筋骨虽已修复,筋骨坚而不劳,指导患者行单足提踵站立锻炼,以增加踝关节肌肉力量,促进关节稳定。半年后随访,左踝肿痛症状已消失,可正常参加体育活动。

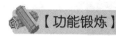 【功能锻炼】

1. 肌力训练 包括主动运动和抗阻运动。

(1)主动运动:两脚平展地站在地板上,两臂自然下垂,慢慢地抬起脚跟,用脚趾站立,做这个练习,脚可用三种姿势:两脚平行站立、呈内八字站立、呈外八字站立。每组做 10~20 次,每天做 2 遍。

(2)抗阻运动:患者取坐位,先将橡皮带的一端固定住,另一端系在受伤的脚上,进行向外抗阻、背伸抗阻及各方向抗阻训练,反复练习,每个方向做 10~15 次,每天做 2 遍,持续4~8 周。

2. 本体感觉的训练 踝关节损伤后,一旦站立时不再有明显的疼痛感,就可尝试进行本体感觉训练。本体感觉训练有时需借助专门的平衡测试训练系统。

需要注意的是,肌力训练中的方向要有变化,阻力、强度和量要注意循序渐进,慢慢增加,以不引起踝关节肿胀或疼痛加重为宜。

 【案例评析】

对于本例患者的治疗,传统手法可松解病变关节周围痉挛的肌肉韧带,整复骨骼错缝,使踝关节卷缩、移位的筋骨回到适当位置,起到活血化瘀、行气散结、舒筋通络的功效,是治疗骨折愈合后筋骨酸痛的主要手段。中医认为踝部扭伤是因遭受外界暴力或不慎跌仆,致筋骨损伤,"筋出槽、骨错缝",出现局部疼痛、肿胀、活动受限等症状。如果损伤日久,经络运行不畅,气血不通,不通则痛,故病机为气滞血瘀。因此,传统关节松解手法是治疗踝扭伤最主要、最合适的方法。现代医学认为关节松动可以促进关节液的流动,增加关节软骨和软骨盘无血管区的营养。当关节因肿胀或疼痛不能进行全范围活动时,关节松动可以缓解疼痛,防止因活动减少引起的关节退变。关节松动还可以抑制脊髓和脑干致痛物质的释放,提高痛阈,保持或增加组织的伸展性,改善关节的活动范围。

第四章 骨 病

第一节 化脓性骨髓炎

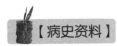

【病史资料】

患者,女,62岁。因"反复右大腿远端疼痛3年余,加重伴发热1个月"来诊。患者3年前无明显诱因下出现右大腿红肿热痛,跛行,至当地就诊,右大腿MRI检查示:右侧股骨中下段骨质及软组织异常改变,考虑为骨髓炎,并见窦道及软组织脓腔形成,予抗感染药(具体不详)口服后症状缓解。1个月前患者再次出现右大腿远端肿胀疼痛,伴发热,体温最高达38.5℃,仍在当地就诊,复查右大腿MRI显示:①右股骨远端骨质改变,考虑骨髓炎并周围广泛软组织水肿;②右膝关节腔及髌上囊少量积液。予吲哚美辛、头孢克肟口服后,症状无明显缓解。转至我院就诊:右大腿远端肿胀疼痛,发热。体查:正常步态,右股骨远端周围肤色正常,压痛(+),右膝关节伸屈活动度0°~120°,右下肢远端活动、血运、感觉正常。舌质淡暗,少苔,脉弦细。X线片显示:右侧股骨下端骨质密度异常,考虑慢性骨髓炎(图4-1)。

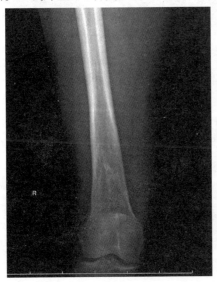
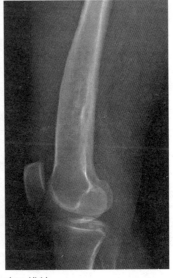

图4-1 患者入院时X线片

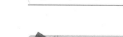【诊治过程】

1. 初诊 患者为老年女性,结合临床症状及影像学检查,本病当属中医"附骨疽"范畴,证属阴虚痰凝证。西医诊断为右股骨远端慢性骨髓炎急性发作。

(1)中医药治疗:本病辨证为阴虚痰凝,中药以滋补肝肾、化痰散结为法,方选一贯煎合二陈汤加减。具体药物:生地黄10g,地骨皮10g,砂仁10g,枸杞子10g,麦冬10g,川楝子10g,法半夏10g,蒸陈皮6g,茯苓15g,甘草片6g。方解:生地黄、地骨皮养阴清热,半夏、陈皮、茯苓健脾燥湿化痰,砂仁健脾养胃助化痰,麦冬滋阴养胃,川楝子疏肝泻热,枸杞子滋补肝肾,甘草调和诸药。

(2)手术治疗:予行右股骨远端开窗病灶清理 + 引流术(图4-2),术中取病灶组织做细菌培养,以排除是否有活动细菌残留。

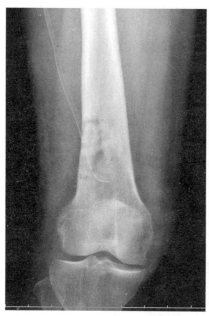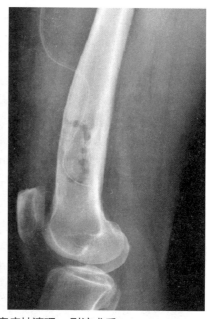

图4-2 右股骨远端开窗病灶清理 + 引流术后

(3)术后处理:术中放置伤口引流管,留置1周。细菌培养结果(−),考虑为慢性炎症,引流管拔除后停用抗生素。口服药予小金丸散结消肿,新癀片清热解毒。术后中医辨证为气虚血瘀证,予补气健脾兼顾活血化瘀,佐以清热利湿,药物:当归10g,赤芍10g,连翘10g,醋没药10g,天花粉10g,熟党参20g,浙贝母10g,蒸陈皮6g,茯苓15g,甘草片6g,麸炒枳壳10g,丹参10g,川芎10g。方解:党参、茯苓补气健脾,陈皮、枳壳健脾燥湿,浙贝母清热散结,天花粉清热生津,连翘清热解毒,丹参、赤芍、没药活血化瘀,当归补血活血,川芎行气活血,甘草调和诸药。

2. 二诊 术后1个月复查,右大腿远端无明显疼痛,稍肿胀,无发热,为防止骨折的发生,嘱其拄拐行走,减少右下肢承重,复查X线片未发现异常(图4-3)。治疗继续以小金丸散结消肿,新癀片清热解毒。同时加强营养,增强机体抵抗力。

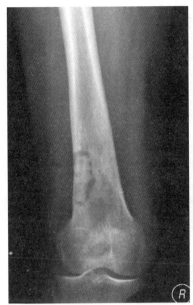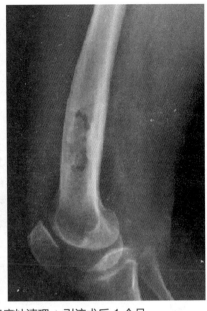

图 4-3　右股骨远端开窗病灶清理 + 引流术后 1 个月

3. 三诊　术后 3 个月复查,右大腿远端无疼痛,无明显肿胀,局部无发热。实验室检查白细胞、中性粒细胞百分率、红细胞沉降率、C 反应蛋白恢复正常。弃拐行走。经过 3 个月余诊治随访,局部疼痛消失,无复发,功能基本恢复正常。

【功能锻炼】

骨髓炎采取手术治疗的患者,术后可即刻指导患者进行踝背伸、跖屈练习,股四头肌肌力锻炼,主动屈髋屈膝功能锻炼,改善或保持关节功能,增加肌肉力量,改善局部血液循环,促进骨缺损处修复。同时加强营养,增强机体抵抗力。3 个月内避免患肢全负重,防止开窗部位骨折发生,这也是中医治疗理念“动静结合”的具体展现。

【案例评析】

化脓性骨髓炎是由化脓菌引起的骨骼肌感染,致病菌多为金黄色葡萄球菌,其次为溶血性链球菌,还有伤寒杆菌、肺炎链球菌等。它可以局限发病于单一类型骨组织,也可同时累及骨髓、骨质、骨膜及周围软组织。

依据病程,化脓性骨髓炎可分为急性和慢性两种。急性骨髓炎病程为几天至几周,慢性骨髓炎病程为几个月甚至更长。急性期:起病急骤,局部疼痛,全身不适,倦怠,继而寒战,持续高热(39~40℃),汗出而热不退,食欲不振,舌质红,苔黄腻,脉滑数,甚至有恶心呕吐、肝脾肿大等热毒内攻的全身中毒征象,白细胞总数增高,可达 30×10^9/L 以上,明显核左移,血培养常为阳性。随后,患肢搏动性疼痛加剧,不能活动,呈环状肿胀,皮红热,骨干骺端压痛最为明显,附近肌肉痉挛,关节屈曲,患者往往拒绝做被动活动检查。如骨膜下脓肿扩大,可自行穿破骨膜和皮下组织。早期 X 线检查对诊断多无大帮助,常在发病 2 周后始有骨膜反应或骨质破坏。死骨的形成往往在 4 周后或更晚才能发现。慢性期:有急性骨髓炎或开放骨折合并感染的病史,常有一个或多个瘘管,反复排出脓液或死骨,瘘管口周围常有色素沉着,逐渐变为厚硬的瘢痕组织。当脓液排出不畅时,局部肿胀疼痛加剧,常伴发热和全身不适等症状,合并病理性骨折脱位者则出现畸形。由于病发经年累月,局部肌肉萎缩,常有脾肾不足、气血两虚表现,症见形体瘦弱,面色㿠白,神疲乏力,盗汗,食欲减退,舌质淡红或嫩红,苔白,脉细弱等。X 线片检查可见死骨、空洞及新生骨的包壳。

急性骨髓炎有时单独通过早期敏感抗生素治疗即可治愈;慢性骨髓炎伴有无血运的坏死组织及对抗生素渗透有阻碍作用的细菌生物膜,单独采用抗生素治疗很难痊愈,手术清创是治疗慢性骨髓炎的必需手段,联合全身或局部抗生素的应用,可大大提高骨髓炎的治愈率。骨髓炎治疗的基本原则包括:彻底清除病灶,消灭残存细菌,积极适时骨组织重建、修复骨缺损,皮肤组织缺损修复,局部及全身应用敏感抗生素。

本病例为骨髓炎慢性阶段,病情基本得到控制,无活动菌生长,采取手术开窗病灶清除 + 引流术治疗,并综合运用中医药方法,疗效确切,有利于患者早期康复。

第二节 化脓性关节炎

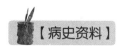
【病史资料】

患者,男,33 岁。因"右膝关节肿痛、活动受限伴发热 1 天"住院。入院症见:右膝关节肿胀,屈伸受限,行走困难。体查:体温 38.0℃,右膝关节肿胀,局部肤温升高,广泛压痛,浮髌试验(+),右膝关节伸屈活动度:0°~100°,舌质红、稍胖,苔黄稍腻,脉滑。辅助检查:X 线片显示未见异常(图 4-4);MRI 显示:右膝关节积液,髌上囊积液明显,滑膜水肿改变(图 4-5)。实验室检查:关节穿刺液常规检查显示黏蛋白凝块(+++);白细胞 16.11×10^9/L,红细胞沉降率 34mm/h,C 反应蛋白 111mg/L;血尿酸未见异常。细菌培养(−)。

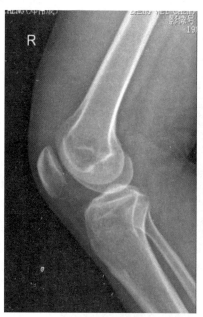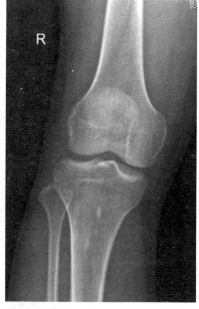

图 4-4 患者入院时 X 线片

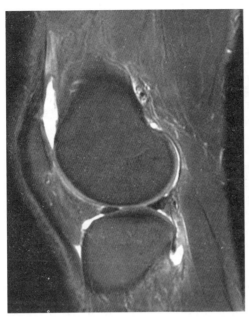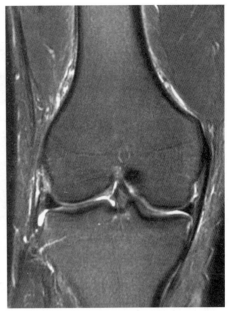

图 4-5　患者入院时 MRI

【诊治过程】

1. 初诊　患者发热,右膝关节红肿热痛,活动受限,白细胞、红细胞沉降率、C 反应蛋白升高,关节穿刺液检查白细胞、红细胞增高明显,有黏蛋白凝块,但血尿酸正常,类风湿因子阴性,无明确痛风病史,且单关节发病。中医诊断:流注(湿热下注);西医诊断:右膝关节化脓性关节炎。

根据检查结果,使用左氧氟沙星和阿米卡星联合静滴抗感染治疗,每 12 小时一次;口服小金丸散结消肿;中药治以祛湿消肿,清热解毒,方用加味四妙散合五味消毒饮加减;外敷加味双柏水蜜膏,每日 2 次。治疗后第二天患者体温下降至 37.0℃,疼痛明显缓解。继续使用抗生素治疗 5 天后,右膝关节肿胀症状基本消失,红细胞沉降率、C 反应蛋白正常,右膝关节功能恢复,可出院。嘱患者需要继续抗生素治疗 10~14 天,以防感染复发,予左氧氟沙星和利福平带药出院。

2. 二诊　出院后 3 天,右膝关节复发剧烈肿痛,发热 39℃。实验室检查:白细胞计数、红细胞沉降率和 C 反应蛋白增高。体查:右膝关节浮髌试验(+),关节伸屈功能受限。立即使用初次入院时的抗生素抗感染治疗,中医辨治同首诊,收入院。治疗后,症状缓解不明显。为防止关节感染进入脓性渗出期,对关节造成损害,于第二次入院后第二天行右膝关节镜下病灶清理 + 闭式灌注引流术。每日采用庆大霉素 32 万 U+ 生理盐水 500ml 灌注一次。术中滑膜病理结果回报:右膝化脓性炎性改变。术后第一天,关节肿痛缓解,体温下降,继续持续灌注和抗感染治疗 10 日。中医辨证"湿热下注",采取清热解毒、祛湿消肿为法,方用五味消毒饮合四妙丸加滑石 30g。口服小金丸散结消肿。10 日后症状缓解,炎症指标恢复正常。带药出院,继续予口服左氧氟沙星、利福平和小金丸 2 周。

3. 三诊　术后 3 个月复查,右膝关节无肿胀、无压痛,功能恢复正常,未复发。

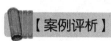

【功能锻炼】

本病后期有可能存在关节粘连导致功能受限的风险,指导功能锻炼十分重要。患者早期膝关节宜适当制动,以防止病理性骨折,中后期采用逐渐负重与功能锻炼,配合中药加味双柏散熏洗,并指导膝关节功能锻炼方式。

【案例评析】

化脓性关节炎多见于下肢关节,中医辨证为"湿热下注",临床上可采取清热解毒、祛湿消肿的治疗原则,配合敏感抗生素和及时的手术排脓,可有效阻断病程进展,降低化脓性关节炎后遗症的发生率。

急性化脓性关节炎多见于抵抗力低下的成年人。病理上常见有浆液渗出期、浆液纤维蛋白渗出期和脓性渗出期。如果在浆液渗出期能够控制感染,可不遗留关节损害;纤维蛋白渗出期可造成关节粘连后遗症,影响关节功能;脓性渗出期可致关节内软骨、滑膜、骨质以及周围关节韧带的破坏,并容易发生关节脱位,具有严重的致残性。如果在脓性渗出期不能控制,可形成窦道,转为慢性化脓性关节炎,迁延不愈。因此,在诊疗过程中,必须早诊断、早治疗,尽量能够在脓性渗出期之前控制感染,采取足量和足程的抗生素治疗,可以防止关节发生毁损破坏的不良结局。

本案患者首次住院处理未能阻止病程,但在随后治疗中,及时行关节镜下病灶清理和闭式灌注引流术,后期足程抗生素治疗,配合中医药治疗而未出现后遗症。

第三节 膝骨关节炎

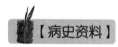

【病史资料】

患者,女,57岁。因"双膝关节反复疼痛3年"来诊。患者3年前无明显诱因下出现双膝关节疼痛,久行久立、深蹲及上下楼梯时疼痛加重,外院诊断为"双膝骨关节炎",予消炎镇痛药、氨基葡萄糖胶囊、膏药外敷和关节腔玻璃酸钠注射等治疗,症状稍有缓解,但劳累及久行后疼痛加重,呈逐渐加重趋势,严重影响日常生活。体查:跛行,双膝轻度内翻畸形(图4-6),无肿胀,双膝内侧关节间隙压痛(+),麦氏征(−),双膝挺髌试验(+),左膝关节伸屈活动度:0°~120°,右膝关节伸屈活动度:0°~120°,双下肢末梢血运、感觉及活动度可。舌质红,苔少,脉弦细。X线片显示:双膝关节退行性改变(图4-7、图4-8)。

【诊治过程】

1. 初诊 患者双膝关节反复疼痛3年,劳累后加重,休息后缓解,结合症状、体征和影像学表现,本病属于中医"骨痹病"范畴,证属肝肾亏虚;西医诊断为双膝骨关节炎。经过非手术治疗后无效,双膝关节疼痛反复发作。在排除手术禁忌证后,患者同意接受双膝关节单髁置换术。术后患者纳差,腹胀,倦怠乏力,舌质淡,苔薄白,脉濡细,辨证为脾胃虚弱,治以补气健脾、益气和胃,方用参苓白术散加减。方药:白术15g,茯苓15g,党参30g,

白扁豆 15g,山药 10g,薏苡仁 20g,桔梗 10g,砂仁 10g,炒山楂 15g,甘草 6g,共 3 剂,水煎至 200ml,饭后一次温服。服药后,患者精神状态好转,胃口改善,积极进行关节功能锻炼,7 天后出院。

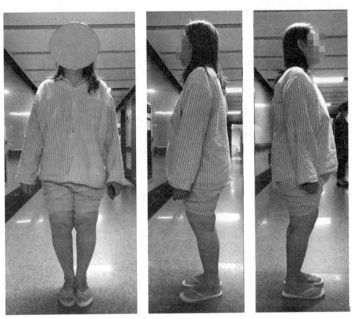

图 4-6　外观照:双膝关节轻度内翻畸形

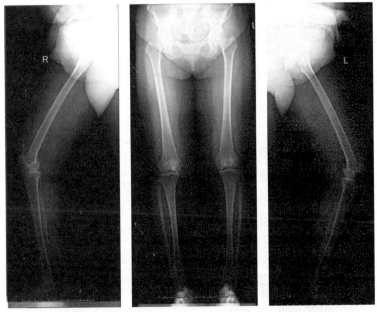

图 4-7　双下肢全长正侧位 X 线片:双下肢力线内翻

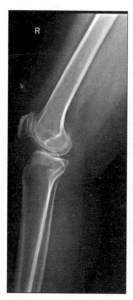
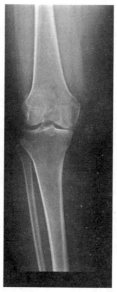
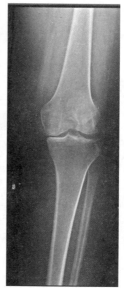
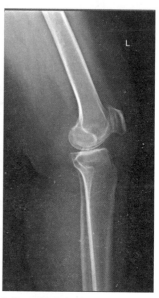

图 4-8　双膝关节负重正侧位 X 线片:双膝关节内侧间隙基本消失,髌骨上缘、胫骨髁间隆突骨质增生

2. 二诊　术后 1 个月,患者双膝关节伤口愈合满意,关节轻度疼痛,夜间明显。体查:双膝轻度肿胀,左膝关节伸屈活动度:0°~100°,右膝关节伸屈活动度:0°~110°,双下肢末梢血运、感觉及活动度可。X 线片显示:双膝关节假体位置满意,未见松脱(图 4-9)。舌红有瘀点,苔薄白,脉涩,辨证为气滞血瘀,方用血府逐瘀汤加减,方药组成:桃仁 10g,红花 10g,全当归 15g,熟地 15g,赤芍 10g,柴胡 10g,枳壳 6g,牛膝 15g,金钱草 20g,甘草 5g,共 7 剂,水煎至 200ml,饭后一次温服。嘱患者加强双膝关节功能锻炼,并继续口服消炎镇痛药,定期复查。

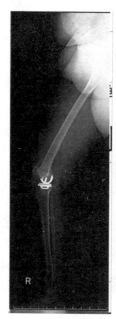
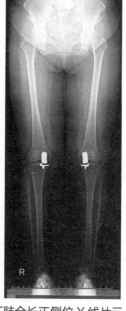
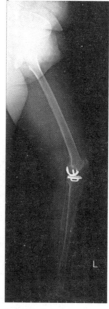

图 4-9　双下肢全长正侧位 X 线片示:双下肢恢复
中立位力线,假体大小合适

3. 三诊 术后 3 个月,诉双膝前方轻微不适,行走正常,可以上下楼梯。体查:双膝关节无肿胀,挺髌试验(+),左膝关节伸屈活动度:0°~120°,右膝关节伸屈活动度:0°~125°,双下肢末梢血运、感觉及活动度可。X 线片显示:双膝关节假体未见松脱,双侧髌股关节退行性变(图 4-10、图 4-11)。予关节康片(广州中医药大学第一附属医院院内制剂)内服,并指导加强股四头肌力量训练。

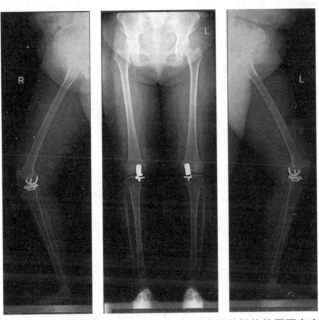

图 4-10 双下肢全长正侧位 X 线片示:双膝关节假体位置固定牢固

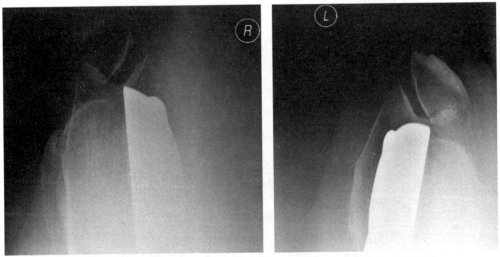

图 4-11 双侧髌骨 30° 轴位 X 线片示:双侧髌股关节间隙变窄,骨质增生

4. 四诊 术后 6 个月,患者诉双膝关节外侧皮肤感觉稍麻木,余无特殊不适,已恢复正常行走。体查:双膝关节肤温正常,内、外侧稳定性可,左膝关节伸屈活动度:0°~120°,右膝关节伸屈活动度:0°~125°,双下肢末梢血运、感觉及活动度可。X 线片显示:双膝关节假体位置同前(图 4-12)。嘱患者热敷双膝关节,定期复查。

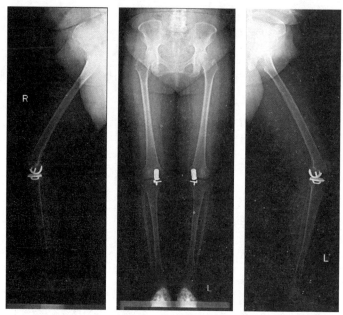

图 4-12 双下肢全长正侧位 X 线片示：双膝关节
假体固定在位，外侧关节间隙正常

5. 五诊 术后 1 年，患者已可出行旅游，每日行走 1 万步，活动久时膝关节后方肌肉稍有酸痛不适。体查：双膝关节无肿胀，肤温正常，双膝关节伸屈活动度恢复正常，双下肢末梢血运、感觉及活动度可。X 线片显示：双膝关节假体位置如常，未见松脱（图 4-13）。嘱患者适当控制运动量，注意减肥，定期复查。

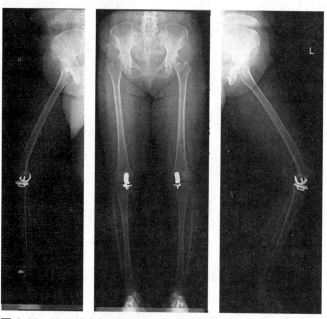

图 4-13 双下肢全长正侧位 X 线片示：双膝关节假体未见松动，
关节间隙未见变窄

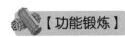【功能锻炼】

手术当天,麻醉过后即嘱患者行股四头肌等长收缩锻炼。术后第一天在康复师指导下进行下地行走锻炼,并加强双膝关节主动和被动功能锻炼。双膝关节间断冰敷,减轻炎症。恢复后期,加强股四头肌力量锻炼,有助于增强关节稳定性,减轻髌股关节症状。建议患者减肥,尽量减少上下楼梯、爬山等活动,延缓膝关节其他间室关节退变。

【案例评析】

骨关节炎多发于中老年肥胖患者,全球发病率为3.8%,致残率和致死率仅次于肿瘤和心脑血管疾病,给全球带来巨大的经济和社会负担。2015年开展的骨关节炎流行病学调查显示,中国约有1.5亿骨关节炎患者,且随着人口老龄化,发病人数呈逐年增加的趋势,已成为全球性公共卫生问题。

目前膝骨关节炎的治疗原则是阶梯治疗,包括非手术治疗和手术治疗两大方面。非手术治疗包括减轻负重、支具保护、保暖、口服补肾活血中药、关节腔药物注射等措施;手术治疗是根据膝骨关节炎的轻重程度和发病阶段,有膝关节镜、胫骨高位截骨术、膝关节单髁置换术和全膝关节置换术等方法。

本案患者双膝关节疼痛反复发作,经过多年非手术治疗无效。此外,患者年龄相对年轻,且喜爱旅游,术前的X线片显示,其双膝关节内侧关节软骨完全磨损,轻度内翻畸形,是膝关节单髁置换术的最佳适应证。患者在接受手术后,经过半年左右的康复,已经基本恢复正常生活。大量的文献资料和临床经验表明,膝关节单髁关节置换术适合于膝关节单间室骨关节炎、相对年轻且活动要求较高的患者,该手术创伤小,出血少,配合中医药康复措施,恢复快,多数患者可以恢复正常生活,是一种治疗晚期膝骨关节炎非常有效的方法。

第四节 骨 肿 瘤

一、脊柱原发肿瘤

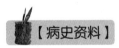【病史资料】

患者,女性,40岁。因"腰部疼痛反复1年余,加重伴双臀部放射痛、左下肢乏力2个月"入院。患者于1年前无明显诱因出现腰痛,活动受限,在当地医院治疗症状缓解,2个月前腰痛症状加重,活动受限,伴双臀部放射痛,左下肢无力感,跛行。体查:腰椎后凸畸形,L_1、L_2棘突压痛(+)、叩压痛(+),双侧腰1、2棘突旁压痛(+),棘突旁按压诱发双臀部放射痛,左下肢/右下肢腰1~3皮节区针刺觉减退。腰椎屈伸、侧屈、旋转活动明显受限。肌力:左侧伸膝肌力3级,双下肢肌张力减弱,左/右大腿、小腿肌容积萎缩。浅反射:双侧上腹壁反射存在,双侧中、下腹壁反射存在,肛门括约肌反射减弱;病理反射未引出。舌淡暗,苔白,脉弦。辅助检查:胸腰椎DR、胸腰椎CT、胸腰椎MRI显示:考虑L_1、L_2骨肿瘤并椎管侵犯,疑左肾受累(图4-14)。

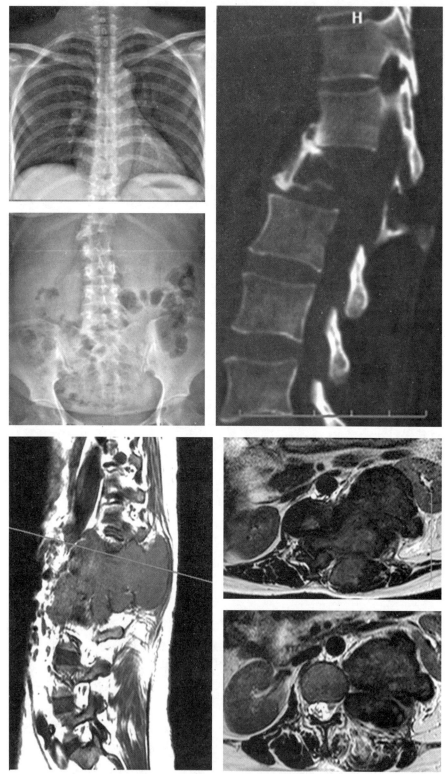

图 4-14　胸腰椎 DR、胸腰椎 CT、胸腰椎 MRI：
T_{12}、L_1、L_2 椎体附件破坏及左侧巨大软组织肿块

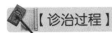【诊治过程】

1. 初诊 患者因"腰部疼痛反复1年余,加重伴双臀部放射痛、左下肢乏力2个月"为主诉入院。结合病史及影像学特点,诊断为腰1、2椎体破坏、病椎旁巨大占位性病变。四诊合参,本病当属中医"骨瘤"范畴,证属"气滞瘀阻"。经与患者及家属充分沟通后,先行病灶组织穿刺活检,腰1椎体病灶穿刺组织病理结果为骨巨细胞瘤。根据结果,拟行进一步治疗:患者于局麻下行肿瘤动脉供血支(左右各两支)栓塞术,而后在全麻下行前后联合入路腰1、2肿瘤切除、植骨融合内固定术(图4-15)。患者于术后1个月继续行肿瘤放射治疗。

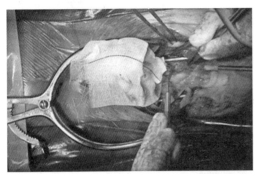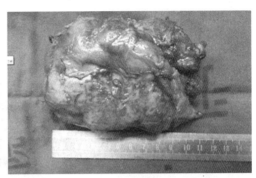

图4-15 术中分离粘连的神经根组织与切除下来的部分肿瘤组织

术后中医辨证论治,拟健脾益气为法,方选四君子汤加减,其中党参、白术健脾益气,茯苓、陈皮、砂仁健脾祛湿,木香行气,半夏燥湿,甘草调和诸药。

2. 二诊 术后3个月后复诊,腰背部术口愈合良好,腰痛症状较前已明显缓解,双侧臀部残留有麻痛感,继续行放射治疗。

3. 三诊 术后3年后随诊,腰部残留有疼痛感,术口愈合良好,患者双侧臀部症状及下肢症状已经明显缓解。嘱定期随诊(图4-16、图4-17)。

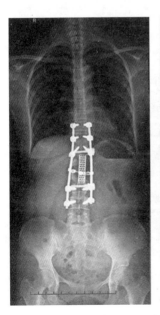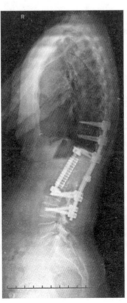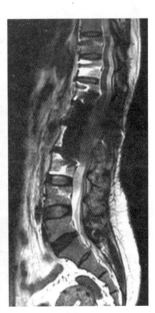

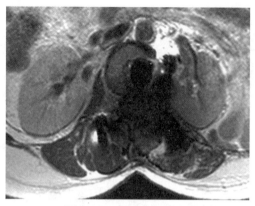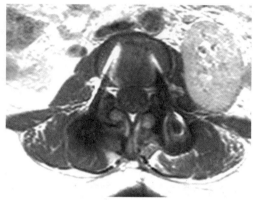

图 4-16 术后 3 年复查胸腰椎 DR 及 MRI:内固定位置良好,肿瘤未见复发

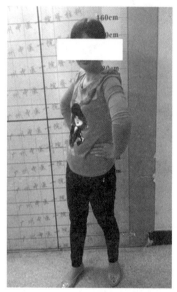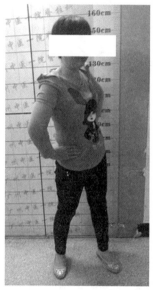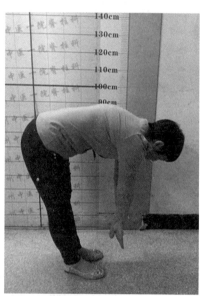

图 4-17 术后 3 年患者活动外观照,腰椎活动无受限

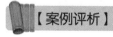 【功能锻炼】

经治疗,患者病情明显好转,嘱患者在支具保护下功能锻炼 2 个月,出院后注意卧床休息,避免弯腰及剧烈运动,适当加强腰背肌功能锻炼;出院后 1 个月、3 个月、半年及 1 年需回院复查,根据需要检查 X 线、CT、MRI,不适随诊。术后 3 年随访肿瘤未见复发,患者术后恢复及生活质量良好。

【案例评析】

本例患者属于胸腰椎段的骨巨细胞瘤。脊柱骨巨细胞瘤血供丰富,肿瘤周围解剖关系复杂,手术过程中不易将肿瘤彻底切除,手术并发症多,术后复发率高。同时,手术又是治疗脊柱骨巨细胞瘤最有效的方法,目前主要分为分块切除和整块切除。①分块切除:对于脊柱骨巨细胞瘤仅破坏椎体者,前方入路(经胸或腹膜后)能充分显露椎体,有利于减压、重建与固定。此外,在手术中常需要去除部分未被肿瘤累及的相邻骨质,与后方入路相比,应用前方入路不仅能减少这部分骨质损失量,而且能有效重建负重的前柱,实施短节段固定。对于病变累及一或两节整个脊椎的骨巨细胞瘤,应行前后路联合手术,彻底切除肿瘤,先行后路肿瘤切除,椎管减压,经椎弓根钉内固定。后路手术完成后,再行前路椎体肿瘤切除固定,根据肿瘤出血量的不同,前后路联合手术可分期进行,也可一次完成。②整块切除:由于脊髓位于脊柱中央的椎管内,所以对脊柱肿瘤进行整块切除时必须以椎管为轴心做扇形切除。根据脊柱原发肿瘤分类方法(WBB)外科分期系统,设计的手术方案,当肿瘤主体位于椎体内且至少一侧椎弓根未受到侵犯时,可采取一期后路全脊椎切除术。

本案例采用了分块切除术,先局麻下行肿瘤动脉供血支栓塞术(减少术中出血),而后在全麻下行前后联合入路腰1、2肿瘤切除、植骨融合内固定术。术野清楚,刮除肿瘤彻底,肿瘤残留较少,配合术后放疗、中药内服、功能锻炼,随访3年未见复发。

二、胸椎转移瘤

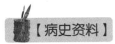

【病史资料】

患者,女,63岁,因"扭伤致腰背部疼痛2个月,加重伴胁肋部放射痛、活动受限10天"来诊。体查:胸7、胸12、腰1棘突压痛(+)、叩压痛(+),棘突旁按压不诱发双下肢放射痛,左下肢/右下肢针刺觉正常。腰椎屈伸、侧屈、旋转活动轻度受限。肌力正常。生理反射存在,病理反射未引出。舌质淡暗,苔白腻,脉弦。X线片示:①右肺门旁肿块影,性质待定,建议CT增强进一步检查。②T_7压缩性骨折,未能排除病理性骨折;胸腰椎退行性变,提示$L_{4\sim5}$、L_5/S_1椎间盘变性突出或膨出。CT显示胸、腰、骶椎椎体多发骨质破坏,以T_7椎体及附件为著。MRI显示:多处椎体信号异常,T_7病理性骨折并椎管狭窄(图4-18)。

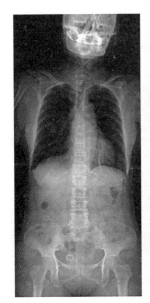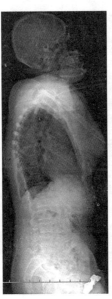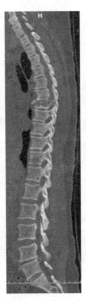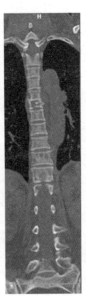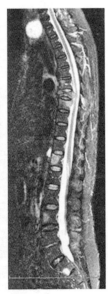

图4-18 患者影像学检查

【诊治过程】

1. 初诊 患者于2个月前因扭伤致腰背部疼痛,起立翻身时痛甚,10天前腰背部疼痛加重,伴胁肋部放射痛,行走受限。结合影像学检查,诊断为:脊柱转移瘤(T_7、T_8、T_{10}~L_1、L_3、S_1、S_2转移瘤);脊柱病理性骨折(T_7椎体病理性骨折伴继发性椎管狭窄);肺肿瘤(右肺周围型肺癌并全身多处转移);甲状腺恶性肿瘤(肺癌转移?)。四诊合参,本病当属中医"骨瘤"范畴,证属"气滞痰瘀"。

治疗方案讨论:方案一:考虑局部存在不稳定发生瘫痪风险情况,建议可行姑息性局部稳定手术,再行放疗。方案二:手术切除内固定治疗,手术风险相对较大,经相关科室会诊,麻醉充分评估,病者有手术条件,可行内固定+椎板间植骨术,或选择骨质已破坏椎体行椎体成形术。经积极与患者及家属沟通病情,科室充分讨论后决定行后路胸7椎体病理性骨折复位、T_4~T_{10}椎弓根螺钉内固定术+T_{11}、T_{12}椎体成形术。因准备充分,手术成功。

术后中医辨证论治,拟健脾益气为法,方选四君子汤加减,其中党参、白术健脾益气,茯苓、陈皮、砂仁健脾祛湿,木香行气,半夏燥湿,甘草调和诸药。

2. 二诊 术后3个月复诊,腰部疼痛症状已经明显缓解,术口愈合良好。患者已经恢复正常生活。

3. 三诊 术后9个月随诊,腰椎活动度轻度受限,腰部疼痛症状已经明显缓解,影像学检查:内固定位置良好,肿瘤未见复发。患者生活状态良好(图4-19)。

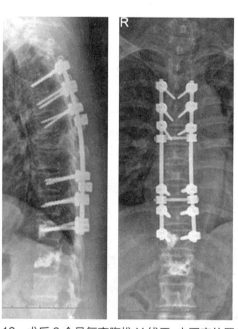

图4-19 术后9个月复查胸椎X线示:内固定位置良好

【功能锻炼】

本例患者经手术治疗后,病情明显好转,嘱患者在支具保护下功能锻炼3个月,出院后注意适当休息,避免弯腰及剧烈运动,适当加强胸腰背肌功能锻炼;出院后1个月、3个月、半年,以及1年、2年、5年需回院复查,根据需要检查X线、CT、MRI,不适随诊。术后9个月随访,骨折愈合,生活质量良好。

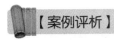【案例评析】

脊柱病理性骨折常继发于脊柱转移瘤、多发性骨髓瘤、骨质疏松症等患者。胸椎是脊柱转移瘤好发部位(70%),而颈椎(10%)、腰椎(20%)受累的概率较低,其转移瘤主要累及椎体(80%),累及附件的较少见。肺癌、乳腺癌、前列腺癌、肝癌是最常见转移到脊柱的肿瘤,其次是肾癌、甲状腺癌、多发性骨髓瘤等。对于多发脊柱转移(尤其是无脊柱病理性骨折时)首选非手术治疗,主要包括放疗、化疗、中医药治疗及支具保护。而当出现脊柱病理性骨折时,常可导致病椎明显疼痛及椎体塌陷,压迫椎管内脊髓神经而需要手术治疗。其中,胸椎骨折引起脊髓损伤的风险尤高,相对而言,胸段椎管最细,脊髓较粗,易发生压迫症状。由于此类患者生存期往往有限,转移瘤病理骨折主要以姑息性手术为主,手术需综合考虑多种影响因素及治疗目标,如缓解疼痛、改善生活质量、保护神经功能等。本案为肺癌转移至胸椎继发的病理性骨折,依据卡氏评分,约为50~60分,提示健康状况较差,肿瘤预后Tokuhashi评分约5分,提示患者预期寿命小于6个月;依据Tomita脊柱转移瘤评分为8分,以对症治疗、临终关怀为主,但由于其骨折已导致明显的椎体塌陷和脊柱不稳定,引起严重的疼痛,且伤椎破坏已超过50%,虽暂未引起神经损害,但伤椎已严重不稳,且已存在椎管狭窄,若非手术治疗,其潜在神经损伤风险较高,故选择行姑息性手术治疗。

本案以伤椎轴性疼痛为主,无明显神经症状,且年龄较大,全身情况较差,可单纯行后路椎弓根骨折复位内固定姑息治疗,无须进行伤椎切除及椎管减压,以减少手术创伤及出血量,有利于患者早期康复。

对于椎体后缘及椎弓根骨皮质完整的脊柱转移瘤及病理骨折,可行椎体成形术。通过注入骨水泥对脊柱溶骨性骨转移瘤及病理骨折起到即刻止痛、增加脊柱强度和稳定性、预防病椎塌陷、改善患者活动状况、杀灭局部肿瘤细胞等作用。同时,骨水泥亦常应用于合并骨质情况不佳的内固定中,以起强化钉道、增强螺钉抗拔出力的作用。本案例中胸11椎体右前方见骨质破坏,为防止螺钉置入该处时把持力减弱,故予提前行该处椎体强化。同时予行胸12椎体成形术,以稳定椎体,缓解疼痛,预防远期继发骨折塌陷。术后随访资料证明,伤椎及邻近椎体未发生显著塌陷及临床症状加重等情况,满意度较高。

中医药在脊柱转移瘤及病理骨折患者的康复治疗中具有重要意义,有利于提高患者的机体免疫力,减轻肿瘤及病理性骨折引起的疼痛,改善生存质量。

第五节 股骨头坏死

一、成人股骨头坏死

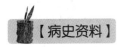【病史资料】

患者,男,38岁。因"右髋部疼痛活动受限1个月"来诊。无外伤史。2010年于外院诊断为"肾病综合征",服用泼尼松治疗,持续时间约2年,发现高脂血症10余年。体查:步态

尚可,右髋部疼痛,活动受限,右侧腹股沟中点压痛,右髋关节旋转活动疼痛加重,右髋关节屈曲、内收活动度受限,末梢血运、感觉及活动度可。舌质淡、苔薄白,脉沉细。MRI 显示:双侧股骨头坏死,右侧骨髓水肿明显(图 4-20)。

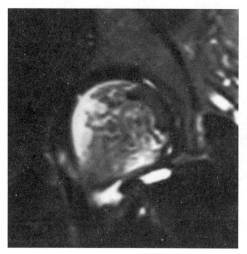
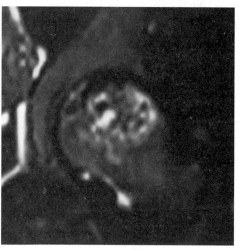

图 4-20 MRI 示:右侧股骨头内骨髓水肿,左股骨头内高低混杂信号

【诊疗过程】

1. 初诊 患者为青年男性,持续服用激素药物 2 年,激素为"药邪",其味入营血,性辛窜,久服易伤肝肾,肝虚不能藏血,肾虚不能生髓养骨,发为骨蚀。临床表现为右髋关节疼痛,关节拘紧,转枢不利,活动明显受限,活动后疼痛加重,休息后可缓解,腰背酸软。四诊合参,中医诊断为骨蚀,辨证为肾虚血瘀。西医诊断:①双侧股骨头坏死;②肾病综合征;③高脂血症。给予袁氏生脉成骨片(广州中医药大学第一附属医院院内制剂)、中成药川芎嗪片治疗,2 个月后门诊复查。

2. 二诊 2 个月后复查,右髋疼痛加重,休息可缓解,左髋无疼痛。继续服用袁氏生脉成骨片、川芎嗪片治疗。4 个月后复查,影像学结果显示病情稍有进展(图 4-21)。

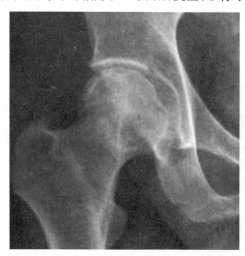
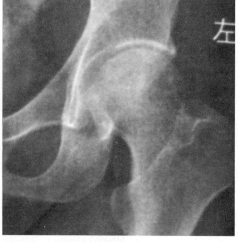

图 4-21 X 线片显示:右侧股骨头大范围坏死,左侧股骨头内密度不均匀

3. 三诊 8个月后复查,右侧股骨头坏死病情稳定,无明显加重,继续服用袁氏生脉成骨片、川芎嗪片治疗(图4-22)。

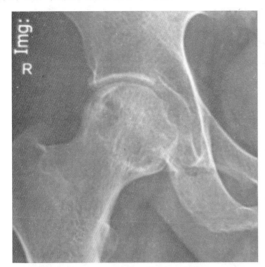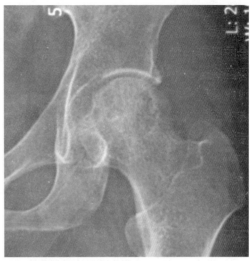

图4-22 X线片显示:右侧股骨头大范围坏死,左侧股骨头坏死边界明确

4. 四诊 11个月后复查,右髋疼痛缓解,近来左髋症状加重,但可上班。X线片显示:左侧股骨头软骨下透亮线,表面欠光圆(图4-23)。建议患者扶拐休息,继续服用袁氏生脉成骨片、复方生脉成骨胶囊(广州中医药大学第一附属医院院内制剂)、川芎嗪片。

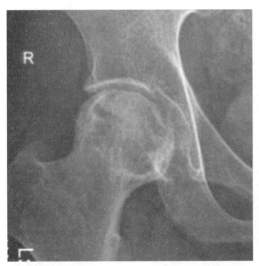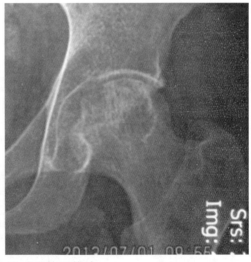

图4-23 患者术后11个月的X线片

5. 五诊 16个月后复查,双髋部症状稳定,基本不扶拐。X线片显示:双侧股骨头塌陷无明显加重,关节间隙存留(图4-24)。继续服用上述中成药。

6. 六诊 2年后复查,可走路500m,之后出现酸痛不适,不用扶拐。X线片显示:双髋关节间隙稍变窄(图4-25)。继服中成药,加用盐酸氨基葡萄糖胶囊以改善软骨代谢。

7. 七诊 3年后复查,症状明显改善,双髋无疼痛,可行走2~3km。X线片显示:双侧股骨头坏死稳定,可见明显修复(图4-26)。暂停服用中成药。

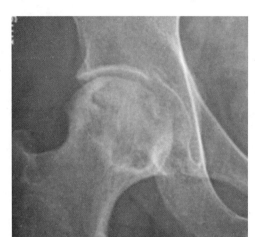
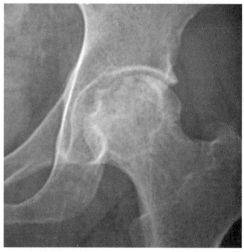

图 4-24　患者术后 16 个月的 X 线片

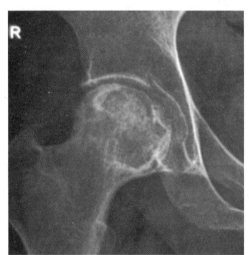
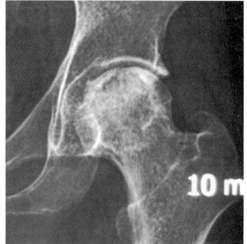

图 4-25　X 线片显示:双侧股骨头密度不均匀增高,关节间隙稍变窄

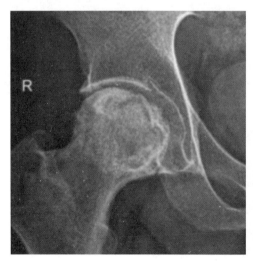
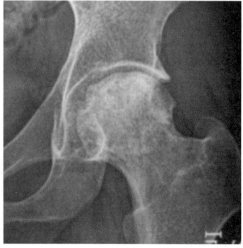

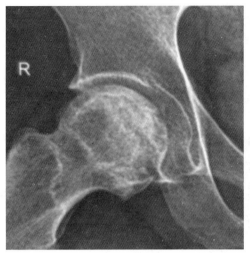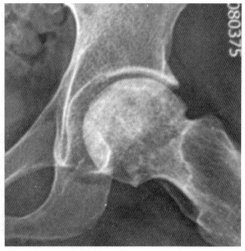

图 4-26　X 线片显示:双侧股骨头密度均匀增高,关节间隙稍变窄,股骨头轻度骨赘增生

经过 3 年诊治随访,坏死基本修复,结局良好。虽残留不同程度的髋骨关节炎,可以预见患者在相当长的时间内能够获得一个无痛、功能基本正常的髋关节。

【功能锻炼】

正确的功能锻炼不仅是促使关节功能恢复的一种有效手段,也是减少病残率与降低病残程度,增强患者信心、提高患者战胜疾病能力不可或缺的方法。对于股骨头坏死已经发生髋关节功能障碍的患者,应十分重视功能锻炼,要贯彻筋骨并重、动静结合的原则,以主动为主,被动为辅,注意动作协调,循序渐进,并根据不同的分期分型、功能受限程度及体质,选择适宜的站立、坐、卧位方式进行,着重改善功能与增加肌肉力量。通过锻炼,还可以改善头臼之间的匹配、增加局部血液循环、促进坏死修复。

【案例评析】

本案患者,中医辨证为肾虚血瘀,双侧均为大范围坏死,但股骨头外侧壁存留,且激素已停用,结合患者意愿,可采用非手术治疗。早期诊断是早期治疗的基础,对于股骨头坏死高危人群,可定期进行 MRI 或 ECT 等检查。确诊后应早期进行中医药辨证治疗,并定期随访。通常情况下,修复稳定前,每 3 个月随访 1 次,在修复稳定后可延长至每年随访 1 次,从而加强病情监控。

袁氏生脉成骨片、复方生脉成骨胶囊均是广州中医药大学第一附属医院的院内制剂。前者由柳豆叶等中药制成,具有活血健骨、化瘀止痛之功,用于肾虚血瘀型股骨头坏死,实验研究发现该药可促进缺血组织生长血管,促进巨噬细胞生长与分布,增强机体免疫力;后者是在前者的基础上,加入活血化瘀的经典名方——桃红四物汤,具有活血化瘀、行气止痛、补肾健骨功能。结合活血祛瘀作用的川芎嗪片,基于“瘀血不去,新骨不生”的理论基础而达到标本兼治的效果。上述诸药经临床长期验证及基础研究证实,可改善局部血液供应,减缓、消除炎症,降低骨内压,促进新骨形成;促进全身血液循环,降低血液黏稠度,增强机体免疫力,为股骨头坏死修复创造良好的局部与全身条件。

二、小儿股骨头坏死

【病史资料】

患儿，男，6岁。家长因发现患儿"步态异常20天"就诊。无外伤史，就诊前未经特殊治疗。体查：跛行步态，双下肢等长，左腹股沟中点压痛，左4字试验(+)，双下肢肌张力正常，右髋未见明显异常，左髋关节屈曲活动轻度受限，末梢血运、感觉及活动度可。舌质红，苔白，脉弦细。双髋正蛙位X线片显示：左侧股骨头坏死（图4-27）。

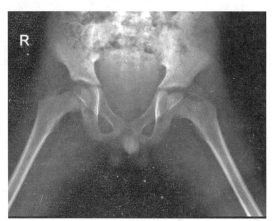

图4-27 X线片显示：左侧小儿股骨头坏死，左股骨头骨化核变小、轻度塌陷，并关节间隙增宽

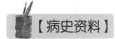

【诊治过程】

1. 初诊 患儿为男性儿童，无外伤史。因先天肝肾不足，气血亏虚，气血失于鼓动，运行不畅，久则发为骨蚀，故左髋部持续性隐痛，行走乏力，活动受限。四诊合参，中医诊断为骨蚀，辨证为肝肾不足。西医诊断为左侧小儿股骨头坏死。给予袁氏生脉成骨片、复方丹参片口服治疗，并行蛙式石膏固定术(4-28)。

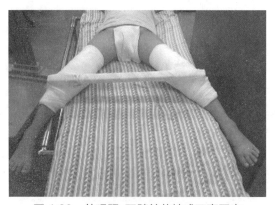

图4-28 外观照：双髋关节蛙式石膏固定

2. 二诊 2个月后复查,X线片显示:左侧股骨头密度逐渐增加,边界清晰,继续予蛙式石膏固定,并口服袁氏生脉成骨片、复方丹参片等药物治疗(图4-29)。

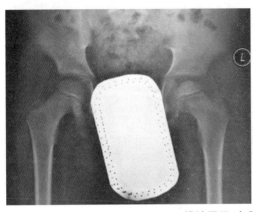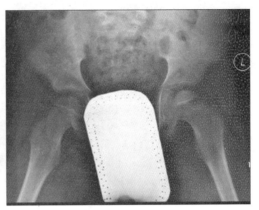

图4-29 X线片显示:左侧股骨头密度增高,边界清楚

3. 三诊 4个月后复查,X线片显示:左侧股骨头密度逐渐降低,坏死区死骨开始吸收,股骨头位置尚可。改双髋关节外展支具固定,并继续予袁氏生脉成骨片、复方丹参片等药物治疗(图4-30)。

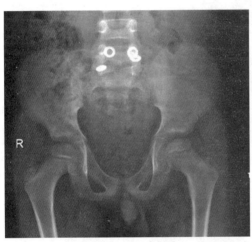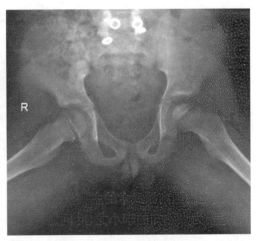

图4-30 X线片显示:左侧股骨头密度逐渐降低,死骨开始逐步吸收

4. 四诊 9个月后复查,X线片显示:死骨进一步吸收,开始出现新骨生成、修复及愈合,继续间断佩戴外展支具,维持口服上述中药治疗(图4-31)。

5. 五诊 16个月后复查,患儿已无明显髋部不适。X线片显示:左股骨头密度逐渐恢复正常,死骨基本吸收完成,股骨头形态尚可,无明显塌陷变扁,可不佩戴外展支具和口服中药,适当锻炼,继续观察(图4-32)。

6. 六诊 2年后复查,X线片显示:左侧股骨头密度基本正常,修复完成,患儿恢复正常生活(图4-33)。

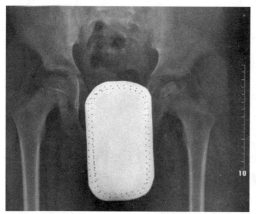
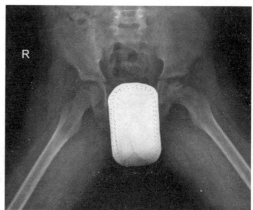

图 4-31　患儿 9 个月后复查 X 线片

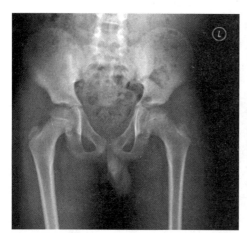
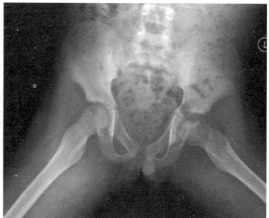

图 4-32　患儿 16 个月后复查 X 线片

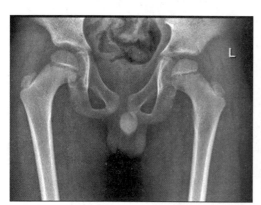
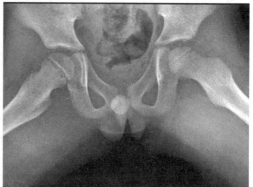

图 4-33　患儿 2 年后复查 X 线片

【功能锻炼】

小儿股骨头坏死是一种自限性疾病,可自然修复而自愈。根据坏死的不同阶段,可适当予石膏或支具限制髋部活动。固定期:可在床上做一些简单的功能锻炼,以改善髋关节活动,同时减轻股骨头压力,改善股骨头血液循环,促进髋关节周围无菌性炎症的吸收。解除固定后:锻炼不宜太剧烈,可躺在床上,双腿抬起做踏单车动作,或双手把住膝关节下部、极度屈膝关节、屈髋关节至最大范围;渐进过渡至助行下地,直至行走正常。

【案例评析】

小儿股骨头坏死常见于 3~7 岁儿童,属中医"骨蚀"范畴。因该病为自限性疾病,故临床上的治疗多以改善股骨头血液循环、降低关节内压为主,促进病变组织的吸收与修复,为坏死区周围血运重建提供条件,维持、恢复髋关节功能,并避免股骨头受压承重而发生变形、碎裂。本病例患儿在前四次诊治中通过石膏或髋部支具来持续维持髋部外展内旋位,目的是增加股骨头的包容,避免异常的应力刺激影响骨骺的正常发育塑形,防止股骨头的变形。改良蛙式石膏的优势是能强制将患髋固定在外展内旋位,固定牢固,对于好动的患儿有较强的约制力。运用中成药治疗小儿股骨头坏死有较大优势,且容易被患儿及家长接受。

第六节　发育性髋关节疾病

一、发育性髋关节脱位

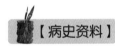

【病史资料】

患儿,女,22 个月。家长发现"步态异常 3 个月"来诊。无外伤史,足月顺产,发育与同龄儿相同,否认其他病史。体查:跛行步态,腰椎生理弯曲存在,骨盆略向左倾斜,左下肢短缩约 1cm,双侧臀纹不对称,Allis 征(+),Ortolani 试验(+),Barlow 试验(+),右髋未见明显异常,双侧髋关节活动无受限,双下肢血运、感觉正常。生理反射正常,病理反射未引出。X线片显示:左侧发育性髋关节脱位(图 4-34)。

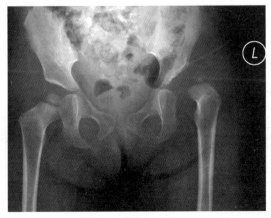

图 4-34　X 线片显示:左侧发育性髋关节脱位,骨盆倾斜

【诊治过程】

1. 初诊　患儿临床表现为跛行,步态不稳,骨盆轻度倾斜,左下肢痿软无力,关节活动无明显受限。中医诊断为脱位,辨证为先天不足;西医诊断为左侧发育性髋关节脱位。拟行左侧发育性髋关节脱位手法复位 + 石膏外固定术。

入院后完善检查,排除手术禁忌证,在全麻下行左侧发育性髋关节脱位闭合复位 + 改良髋人字石膏外固定术(图 4-35)。术后予石膏护理,口服袁氏生脉成骨片(磨碎,温水冲服)。复查 X 线片显示:左髋脱位已复位,头臼关系良好(图 4-36)。予办理出院。

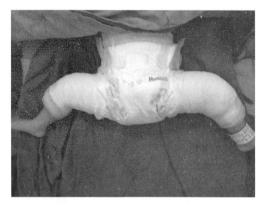
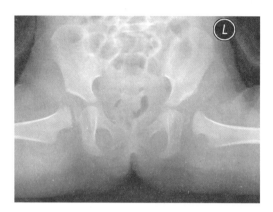

图 4-35　外观照:左侧发育性髋关节脱位
闭合复位 + 改良髋人字石膏外固定术

图 4-36　X 线片显示:左侧发育性
髋关节脱位已复位

2. 二诊　2 个月后复查,更换石膏外固定,减小屈髋外展外旋角度,继续口服初诊药物,术后拍 X 线片如图 4-37 所示。

3. 三诊　5 个月后复查,拆除石膏,并改为外展支具外固定,减小屈髋外展外旋角度,继续口服初诊药物,复查 X 线片如图 4-38 所示。指导患儿家长鼓励患儿下地负重活动。

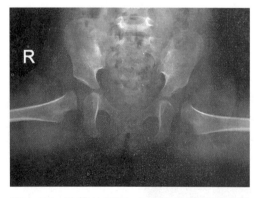
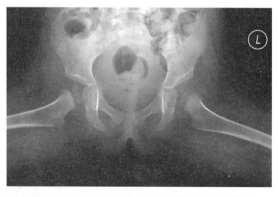

图 4-37　X 线片显示:左侧发育性髋关节脱
位复位后头臼关系良好,股骨头骨骺较前发育
良好

图 4-38　X 线片显示:左侧发育性髋关节脱位复位
后头臼关系良好,髋臼指数改善,股骨头骨骺较前发
育良好

4. 四诊 8个月后复查,继续外展支具外固定,增大患髋关节活动度,继续口服初诊药物,复查X线片如图4-39所示。

5. 五诊 1年后复查,解除外展支具外固定,患儿可正常活动,继续口服初诊药物,复查X线片如图4-40所示。

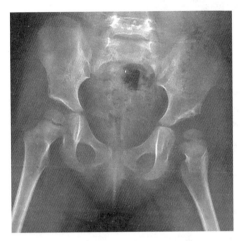

图4-39 X线片显示:左侧发育性髋关节脱位治疗后髋臼指数较前改善,股骨头骨骺发育良好

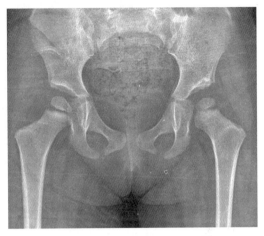

图4-40 X线片显示:双侧髋关节基本对称,左侧发育性髋关节脱位治疗后髋臼指数良好,股骨头骨骺发育良好

6. 六诊 18个月后复查,患儿正常行走,无跛行、无不适,停服药物,复查X线片如图4-41所示。

7. 七诊 21个月后复查,患儿正常行走,无跛行、无不适,未服药物,复查X线片如图4-42所示。

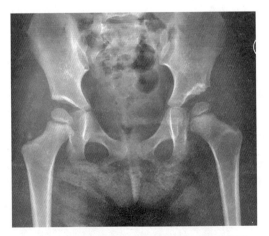

图4-41 X线片显示:左侧发育性髋关节脱位治疗后发育良好,与右侧大致相同

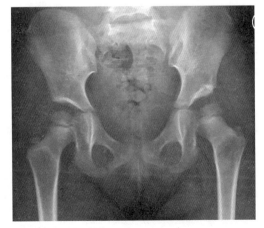

图4-42 X线片显示:左侧发育性髋关节脱位治疗后发育良好

8. 八诊 2年后复查,患儿正常行走,无跛行、无不适,未服药物,复查X线片如图4-43所示。

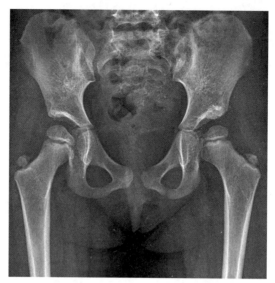

图 4-43　X 线片显示:左侧发育性
髋关节脱位治疗后发育良好

【功能锻炼】

1. 功能训练　发育性髋关节脱位无论是闭合手法复位,还是切开复位石膏外固定,维持屈髋外展外旋位,康复训练非常重要。指导家长配合可促进患儿康复,功能锻炼如下:复位固定后,患儿需要练习踝关节,可做踝关节的背伸和跖屈,以使下肢的肌肉收缩舒张,促进血液循环,促进消炎、消肿,预防深静脉血栓;在患儿恢复一段时间后,需要增加股四头肌的等长收缩,缓慢收紧大腿肌肉,然后再缓慢放松;在患儿恢复到 2 周以后,可做一些髋关节的锻炼,帮助患儿被动屈曲,伸直活动髋关节;4 周后,指导患儿做部分下地负重活动,直到完全负重。整个康复训练要注意动作协调,循序渐进,着重改善关节功能与增加肌肉力量。

2. 外固定护理　应密切观察石膏或者支具固定松紧度,以及双下肢末梢血液循环、感觉、温度、颜色,发现异常要及时处理。小儿皮肤娇嫩,受压后极易发生压疮。避免皮肤受压,预防压疮。注意大小便护理,防止石膏受潮引起皮疹。

【案例评析】

儿童发育性髋关节脱位,早发现、早诊断、早干预是治疗的关键所在。18 个月以内患儿的治疗,现仍以非手术治疗为主,治疗失败者则行手术治疗。目前对非手术治疗适用的年龄范围以及手术方式选择存在争议,尚没有一种方法明显优于其他方法而得到大家的公认。本案例采用闭合复位 + 改良髋人字石膏外固定术,目的在于实现股骨头与髋臼同心圆复位,经过 2 年多的随访,髋臼和股骨头发育良好。另外,针对不同年龄段的患儿,应从脱位程度、股骨头是否畸形、髋臼指数、股骨颈干角、股骨颈前倾角等方面综合考虑,选取合适的治疗方案。

二、成人髋关节发育不良

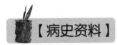

【病史资料】

患者,女,46岁。因"左髋疼痛伴行走跛行3年余,加重1年"来诊。否认外伤史。体查:跛行,左下肢约短缩1cm,左侧腹股沟中点压痛(+),左大粗隆叩击痛(+),Allis征(+),左侧4字试验(+),左髋关节旋转活动疼痛加重,左髋挤压试验(+),左髋关节屈曲旋转功能受限,右髋未见明显异常。舌质淡、苔薄白,脉沉细。X线片显示:双侧髋关节发育不良并左髋骨性关节炎(图4-44)。

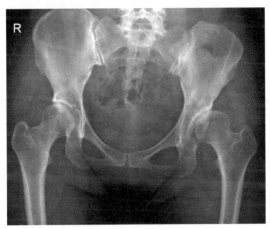

图4-44 X线片显示:双侧髋关节发育不良
并左髋骨性关节炎,骨盆倾斜

【诊治过程】

1. 初诊 患者于3年前无明显诱因出现左髋部疼痛,劳累时加重,休息可缓解,X线片显示:左侧髋关节发育不良并半脱位,骨关节炎。口服止痛药,症状可缓解。近1年左髋部疼痛加重伴跛行来本院就诊,结合临床症状和影像学检查,本例中医诊断为骨痹,辨证为肝肾亏虚;西医诊断为双侧髋关节发育不良并左髋骨关节炎。

入院后行左侧髋臼周围截骨术,术后予常规预防感染、消炎镇痛和促进骨折愈合药物等处理,术后第二天开始髋关节屈伸活动锻炼,术后1周扶双拐左下肢部分负重下地活动,术后2周拆线出院。

2. 二诊 术后6周复查,左髋疼痛较前有所改善,双下肢基本等长。患肢逐渐增加负重力量,同时开始锻炼左髋部外展肌群。

3. 三诊 术后3个月复查,左髋部疼痛明显改善,跛行改善。复查X线片如图4-45所示,建议患肢完全负重下地活动,游泳及骑自行车锻炼,弃双拐改为单手杖。

4. 四诊 术后7个月复查,左髋疼痛消失,活动自如,步态良好,无须辅助行走。复查X线片如图4-46所示。

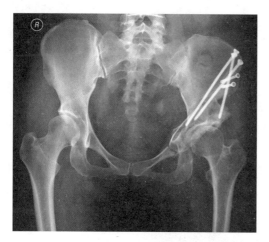
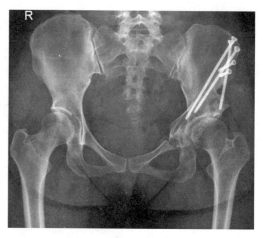

图 4-45 术后 3 个月 X 线片显示:左侧髋臼对股骨头包容良好,截骨处骨痂生长良好

图 4-46 术后 7 个月 X 线片显示:左侧髋臼对股骨头包容良好,截骨处骨痂生长增多,骨盆倾斜改善

5. 五诊 术后 16 个月复查,左髋无疼痛,活动自如,步态正常,复查 X 线片如图 4-47 所示。嘱患者每年复查 1 次,控制体重,避免疲劳。

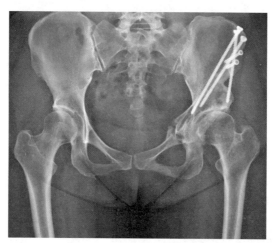

图 4-47 术后 16 个月 X 线片显示:左侧髋关节间隙与术前比较无明显变窄,截骨处骨痂生长增多,骨盆倾斜基本纠正

【功能锻炼】

髋臼周围截骨术后,应重视功能锻炼,严格贯彻筋骨并重、动静结合的原则,以主动为主,被动为辅,注意动作协调,循序渐进,并根据术中截骨及内固定稳定性、术后复查 X 线片骨痂生长情况而定,如果稳定性良好,术后 1 周内可以扶双拐、患肢无负重下地活动;术后 6 周复查 X 线片有骨痂生长,可以扶双拐、患肢部分负重下地锻炼,同时练习髋部外展肌群力量;术后 12 周复查 X 线片骨痂生长增多,可以弃拐,练习完全负重,增大直抬腿和侧抬腿等髋部肌肉锻炼强度,亦可选择骑自行车和游泳等锻炼方式。

【案例评析】

目前普遍认为髋臼周围截骨术（periacetabular osteotomy，PAO）最佳的手术指征是髋关节出现疼痛、关节活动及匹配度良好、不合并骨关节炎和股骨近端的畸形，且年龄小于30岁的髋关节发育不良患者。但是临床上很多患者与本例患者一样，在首次确诊发现良性髋关节脱位的同时，已合并骨关节炎病变，或者合并头臼匹配度不良，甚至部分患者得到了明确诊断，但是一味追求非手术治疗，排斥保髋手术治疗，错失保髋治疗时机，不得不面临人工全髋关节置换术。本案通过截骨术纠正骨性发育异常，并恢复髋关节的正常骨性结构与力学环境，术后配合功能锻炼，循序渐进，取得较好效果，值得借鉴。

第七节 青少年特发性脊柱侧凸

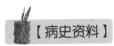

【病史资料】

患者，男，12岁。发现"双肩不等高2周"来诊。患者于2周前换衣服时被父母发现双肩不等高，无胸背部不适，来我院脊柱骨科门诊就诊。症见：胸背部无疼痛，躯干活动均可，但久坐时腰背部有酸楚感，活动后可缓解，无跛行。体查：正常步态。躯干活动度可，直立时左肩较右肩高1cm，未见剃刀背、翼状肩，弯腰时右腰背部较左侧稍高1cm。背部未见色素沉着斑，未见异常毛发增生征象。触诊时，可扪及胸腰段棘突左侧条索状硬块，轻压痛，酸楚感明显。四肢各肌力均为5级，四肢肌张力正常。双髋膝关节活动均可，双下肢Allis征阴性，双下肢等长，肛门括约肌收缩正常。反射：生理反射对称存在，病理反射未引出。舌质淡红，苔白有齿印，脉弦。辅助检查见图4-48、图4-49所示。

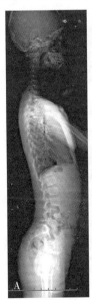
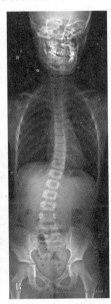
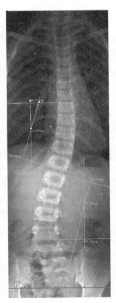
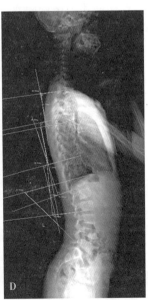

图4-48 患者治疗前X线片

A.脊柱侧位片；B.脊柱正位片；C.脊柱正位片，显示主胸弯为19°，腰弯为15°；

D.脊柱侧位片，显示 $T_2 \sim T_5 = 2.7°$、$T_5 \sim T_{12} = 7.1°$、$T_{10} \sim L_2 = 8.5°$、$T_{12} \sim L_5 = 58.0°$

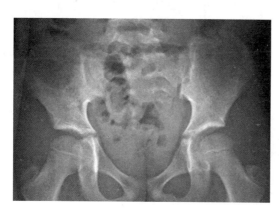

图 4-49　骨盆正位片,显示骨盆三角软骨并未骨性闭合,而髂嵴上并未见骨岛形成,故 Risser 征为 0 级

【诊治过程】

1. 初诊　患者无明显诱因下出现双肩不等高,久坐时腰背部有酸楚感,无其他明显症状及体征。结合相关影像学资料,符合青少年特发性脊柱侧凸的诊断。中医古籍《医宗金鉴》中"脊筋陇起"的描述与其接近。

结合患者发育程度及侧凸程度,本案例拟行手法松解及支具外固定术。治疗过程如下:

(1)躯干支具的准备:根据患者全脊柱 X 线片及躯干尺寸,利用三点支撑矫形原理,于双侧的凸侧处增加一定厚度的衬垫,制作出聚乙烯躯干支具。为保护骨性标志处,于骨性凸起处增加柔软衬垫,试穿合适后则可以在手法松解后使用。

(2)松解前准备:调节治疗室温度至 25~30℃为宜,准备一张头端带孔的按摩床。

(3)过程:整个手法松解过程分为 2 个步骤。

1)松解筋络:患者俯卧位,医生通过查体后,以酸楚处为中心,依次使用滚法、按揉法、弹拨法、棍点理筋法于患处施术,手法力量由轻到重,逐渐往四周扩散,旁至竖脊肌、上至项部、下至臀部;待躯干部松解完毕后,再次以凸侧最严重的棘突为中心,依次松解棘上韧带、竖脊肌,以达表面温热、潮红效果。

2)拔伸牵引:令患者维持俯卧位,术者立于凸侧较严重的一侧,分别用两条布带绕过患者对侧腋窝及骨盆处,固定稳妥后,术者双手各持一条布带,单腿立地,另一腿放置于顶椎平面做对抗牵拉,此动作宜从轻至重,切忌猝然使劲,每次牵拉约 30 秒,一般重复 5 次为宜。

一般手法松解为 2 天 1 次,持续 2 周,每次松解后即马上佩戴躯干支具以维持固定效果。每次治疗后当天即使用寒凉性药膏外敷,佐以冰敷则效果更佳;翌日则改用温热性药膏外敷。

2. 二诊　3 个月后复诊,胸背部无明显疼痛感,双肩稍微不等高,继续佩戴支具治疗。

3. 三诊　半年后复诊,胸背部无明显疼痛感,双肩稍微不等高,继续佩戴支具治疗,复查 X 线片如图 4-50 所示。

4. 四诊　1 年后复诊,胸背部无明显疼痛感,双肩平衡,可间断佩戴支具治疗。

【功能锻炼】

功能锻炼是治疗本病的重要环节,可根据病情需要指导患者选用。

1. "小燕飞"　要领为俯卧床上,头和胸部抬起,双腿抬起。抬起后坚持 5 秒钟,然后放松,趴到床上 5 秒钟,算一组。每日 2~3 次,每次做 30 组。

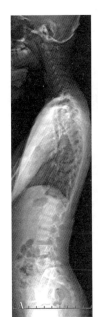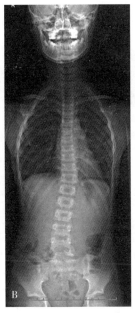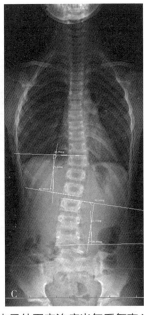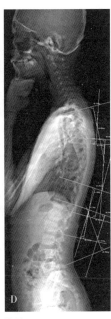

图 4-50 经过手法松解和支具外固定治疗半年后复查 X 线片

A. 脊柱侧位片；B. 脊柱正位片；C. 脊柱正位片，提示胸弯为 9°，腰弯为 10°；

D. 脊柱侧位片，提示 T_2~T_5=15.7°，T_5~T_{12}=11.5°，T_{10}~L_2=6.2°，T_{12}~L_5=37.6°

2. "五点式" 背部力量较弱的患儿，可采用此方法。平卧床上，以头、双肩和双足支撑，将臀部抬离床面。抬起后坚持 5 秒钟，然后放松，平卧床上 5 秒钟，算一组。每日 2~3 次，每次 30 组。

3. 游泳 仰泳、蛙泳、自由泳，泳姿不限。

4. 悬吊或引体向上 此法并不能矫正畸形，但有助于维持躯干平衡。

5. 自我平衡矫正 具体方法为照镜子，然后对着镜子调整自己肩部和骨盆的平衡并尽量保持。其实，大部分脊柱侧弯的小朋友背部的畸形即便稍大一些，穿宽松衣服的时候，也不会对外观影响很大。反而是肩部和骨盆的平衡对外观影响较大，尤其是肩部。因此，照镜子调整姿势，应该是脊柱侧弯患者的每日"必修课"。

【案例评析】

脊柱侧凸的诊断标准为脊柱在冠状面的 Cobb 角 >10°，结合患者的临床表现及影像学资料，可明确诊断。在治疗上，考虑到患者仍未进入脊柱的第二个生长高峰期，提示脊柱尚有巨大的生长潜能，侧凸畸形加重可能性较大，临床上大部分主弯角度 <20° 的患者，建议非手术治疗，以佩戴支具观察为主，本案选取了手法加支具治疗。

脊柱侧凸的重要临床病理表现是凹侧的软组织挛缩，这种病理改变在脊柱侧凸发展过程中不断加剧，并在凹侧形成牵拉性张力。若不解除，侧凸便因软组织持续挛缩产生的张力而逐渐加重。治疗手法可松解挛缩、粘连的肌肉，理筋整复，舒筋活络；待松解后，侧方对抗牵拉可以纠正椎体序列，减轻椎体骨骺局部的压力，纠正脊柱侧弯，松解背伸肌；做完手法后应维持躯干支具外固定，使损伤的瘢痕逐渐修复，减少挛缩带来的负面效果。6 个月复查显示，主胸弯和腰弯的侧凸角度已大大减小。但是，由于该患者还有巨大的生长潜能，故仍需间隔 4~6 个月复查一次，直至发育停止。

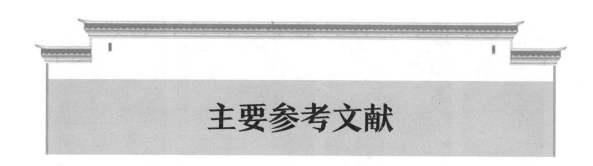

主要参考文献

［1］丁继华.现代中医骨伤科流派菁华.[M].北京：中国医药科技出版社，1990.

［2］樊粤光，詹红生.中医骨伤科学[M].北京：人民卫生出版社，2012.

［3］陈凯佳，林莹娟，李主江，等.岭南梁氏骨伤学术流派传承及其学术贡献[J].广州中医药大学学报，2015，32 (5): 964-967.

［4］陈凯佳，刘小斌.岭南骨伤科名家管炎威《伤科学讲义》述要[J].广州中医药大学学报，2016, 33 (5): 727-731.

［5］刘小斌，陈虹.岭南近代著名医家何竹林正骨医粹[J].中华中医药学刊，2008, 26 (1): 16-17.

［6］陈凯佳，刘小斌.岭南李氏骨伤学术流派传承脉络及主要学术成就[J].广州中医药大学学报，2014, 31 (1): 150-153.

［7］黄枫.岭南骨伤名家蔡荣"经验方"界定与研究[J].新中医，2014, 46 (02): 31-33.

［8］黄关亮.蔡荣副教授学术思想及治疗经验简介[J].新中医.1989,(4): 8-10.

［9］刘益.岭南文化的特点及其形成的地理因素[J].人文地理，1997, 12 (01): 48-50.

［10］靳士英，靳朴，刘淑婷.广东省立法保护的岭南道地药材 (一)[J].现代医院，2017, 17 (02): 280-283.

［11］徐志伟，吴皓萌，刘小斌，等.岭南医学流派的形成与特色[J].中华中医药杂志，2015, 30 (07): 2272-2274.

［12］岑泽波，黄宪章，何应华，等.广东省中医骨伤科名家何竹林[J].新中医，1984, 16 (03): 9-10.

［13］郑晓辉，黄枫.陈基长教授治疗骨关节感染性疾病经验介绍[J].新中医，2006 (04): 18-19.

［14］袁浩，姚伦龙，陈隆宽，等.柳豆叶应用于感染创面564例疗效观察[J].中西医结合杂志，1984, 4 (06): 352-353.

［15］胡泽涛，陈思韵，邱鹏苹，等.西关正骨流派源流及特色探讨[J].中国民族民间医药，2015, 24 (15): 41-42.

［16］黄枫.岭南骨伤名家蔡荣对杉树皮夹板治疗骨折的贡献[J].新中医，2015, 47 (10): 8-10.

［17］范文昌，任冬梅，梅全喜.《肘后备急方》中"药食同源"与药膳食疗之探讨[J].亚太传统医药，2016, 12 (12): 48-51.

［18］徐险峰.论岭南骨伤科的形成与特色[J].广州中医药大学学报，2014, 31 (4): 658-660.

08槟